Mosaik bei
GOLDMANN

Buch

Sie wollen nach der Geburt Ihres Babys bald wieder schlank und fit sein? Von heute auf morgen funktioniert das nicht, aber mit dem richtigen Timing und den passenden Übungen können Sie sich Ihre Figur zurückerobern. Wie das geht, zeigt Ihnen die Fitnessexpertin Pat Zapletal. Von Beckenboden bis zu Bauch-, Bein- und Gesäßmuskulatur werden mit Hilfe dieses Buches alle wichtigen Bereiche schonend und effektiv trainiert. Die Kombination aus Kräftigungs-, Ausdauer- und Dehnungsübungen macht Spaß und sorgt für ein optimales Rundum-Programm. Der ausführliche Trainingsplan beginnt ganz sanft und kann individuell variiert werden, dadurch ist er sowohl für Untrainierte als auch für Hobbysportlerinnen geeignet. Tipps zur richtigen Haltung beim Tragen des Babys, beim Stillen, Gehen und Sitzen erleichtern Ihnen den Alltag mit Kind. Zahlreiche Übungen in diesem Buch sind in ein Mama&Baby-Workout integriert – das ist praktisch und macht auch dem Baby Spaß!

Autorin

Pat Zapletal, geboren 1970 in Tschechien, ist eine der bekanntesten Fitnesstrainerinnen Österreichs. Die beliebte Vorturnerin des ORF in der Vorabendsendung »Willkommen Österreich« hat Publizistik studiert, mehrere Bücher zum Thema Fitness geschrieben und ist immer wieder in Hörfunk und Fernsehen zu Gast. Näheres über Pat Zapletal, ihre Fitnessprogramme, Bücher und Video-Workouts unter www.fitmitpat.at.

Pat Zapletal

Fit & schlank mit Baby

Sanftes Training nach der Geburt

Mosaik bei
GOLDMANN

FSC
Mix
Produktgruppe aus vorbildlich bewirtschafteten Wäldern und anderen kontrollierten Herkünften

Zert.-Nr. SGS-COC-1940
www.fsc.org
© 1996 Forest Stewardship Council

Verlagsgruppe Random House FSC-DEU-0100
Das für dieses Buch verwendete FSC-zertifizierte Papier *Munken Print* liefert Arctic Paper Munkedals AB, Schweden.

1. Auflage
Vollständige Taschenbuchausgabe Februar 2008
Wilhelm Goldmann Verlag, München,
in der Verlagsgruppe Random House GmbH

Umschlaggestaltung: Design Team München
Fotos: © Thomas Ramstorfer
Satz: Buch-Werkstatt GmbH, Bad Aibling
Druck und Bindung: GGP Media GmbH, Pößneck
LH · Herstellung: Han
Printed in Germany
ISBN 978-3-442-16936-8

www.mosaik-goldmann.de

Für Davie

Inhalt

Vorwort

Die Kräftigung des Beckenbodens kann das körperliche und seelische Befinden der Frau entscheidend positiv beeinflussen. Der Beckenboden hat neben seiner bekannten Bedeutung für den Erhalt der Kontinenz durch seine tragende und stützende Funktion eine wichtige Bedeutung zur Lagesicherung der Becken- und Bauchorgane. Deshalb ist ein gutes Funktionieren der entsprechenden Muskeln mitverantwortlich für das gesamte Körpergefühl, die Körperhaltung und wirkt damit auch nach außen. Die Geburt kann starke Druck-, Scher- und Dehnungskräfte auf die nervalen und muskulären Strukturen des Beckenbodens entwickeln, deshalb ist es nach der Geburt besonders wichtig, den Beckenboden wieder zu trainieren, um die inneren Organe zu stabilisieren und vor allem die Inkontinenz zu verhindern. Der Beckenboden ist außerdem gleichzeitig auch ein Liebesmuskel, der trainiert werden und die Lustfähigkeit der Frau steigern kann. Die Vorzüge des Beckenbodentrainings in der Vorbeugung und Behandlung der weiblichen Harninkontinenz nach der Geburt konnten in zahlreichen prospektiv-kontrollierten Untersuchungen gezeigt werden.

Der Erfolg des Trainingsprogramms ist davon abhängig, dass die Übungen konsequent und richtig durchgeführt werden.

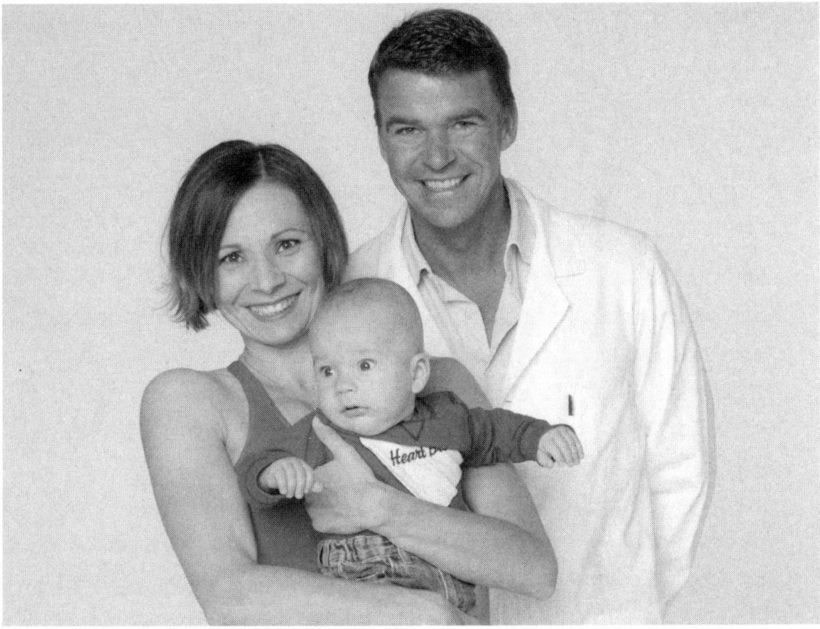

Doz. Dr. Tom Philipp, mein kleiner Sohn Davie und ich

Im vorliegenden Buch werden von Pat Zapletal die Ursachen einer Beckenbodenschwäche gut verständlich erklärt und die therapeutischen Methoden, Selbstanwendungen und vorbeugenden Maßnahmen ausführlich und exakt beschrieben. In einigen Stunden erlernt die Leserin durch ein individuell zusammengestelltes Trainingsprogramm, mit welchen gezielten gymnastischen Übungen sie ihr zentrales »Kraftzentrum Beckenboden« nach einer Geburt wieder aufbauen kann.

Wien, im September 2005, Doz. Dr. Tom Philipp

Einleitung

Da ich seit meinem dritten Lebensjahr täglich Sport betrieben habe, hatte ich, obwohl ich mir schon immer von Herzen Kinder gewünscht habe, ein wenig Angst vor der Schwangerschaft und der Zeit danach.

Außerdem muss ich in meinem Job als Fitnesstrainerin immer fit sein, schließlich unterrichte ich fast täglich eine oder mehrere Fitnessklassen. Doch schließlich passierte doch eines Tages, was ich insgeheim schon seit Jahren ersehnt hatte: Der Schwangerschaftstest zeigte gleich zwei blaue Streifen an, was bedeutete, dass ich eindeutig ein Baby erwartete! Neben der großen Freude machte sich unterschwellig auch die Angst um meinen Job, sprich um meine Fitness, und meinen durchtrainierten Körper breit. Also besorgte ich mir haufenweise Literatur über Schwangerschaft und Sport. Einerseits war ich bestrebt, mein Baby nicht zu gefährden, und andererseits, meinen Körper während der Schwangerschaft so fit wie möglich zu halten. Und das ist mir auch gelungen.

Mit ausgewogener Ernährung und sanftem, aber regelmäßigem Trainingsprogramm habe ich bis zum letzten Tag arbeiten und trainieren können.

Nach der Geburt war ich die ersten Tage so erschöpft, dass ich kaum aus dem Bett kam. Endlich meinen Sohn in den

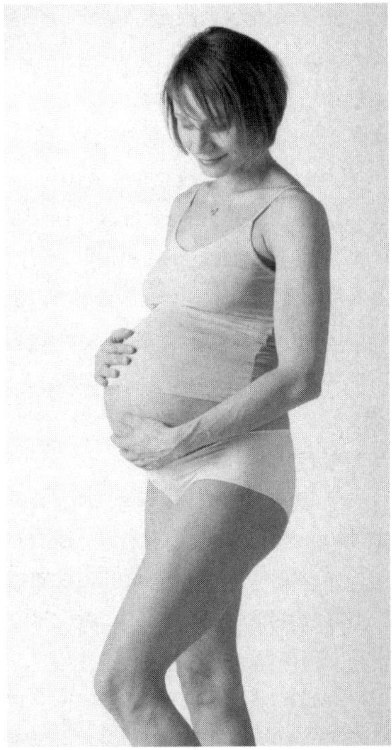

Kugelrund und doch schlank

Armen zu halten war ein überwältigendes Gefühl, aber ich konnte mir kaum vorstellen die Kraft aufzubringen, für ihn alleine zu sorgen. Es war gut, dass ich fast eine ganze Woche im Krankenhaus geblieben bin. Die Kinderkrankenschwestern übernahmen das Baby, wenn es mir zu viel wurde, ich bekam die Mahlzeiten ans Bett serviert – kurz gesagt, ich hatte die Möglichkeit, mich ein wenig von den vorangegangenen Strapazen zu erholen.

In den ersten Tagen war der leere Bauch noch relativ groß,

ich sah immer noch »schwanger« aus. Jeden Tag zog er sich jedoch ein wenig zurück und bereits am Tag der Entlassung konnte ich eine Jeans anziehen, die mir im Normalzustand ein wenig zu weit war.

Am dritten Tag begann ich mit den ersten Aktivierungsübungen, übte aber nur einige Minuten. Zu Hause versuchte ich pro Tag auf ungefähr zehn Trainingsminuten, die ich oft auf den ganzen Tag verteilen musste, zu kommen. Mein Credo hieß »mäßig, aber regelmäßig«. Ich wusste, wie wichtig Rückbildungsgymnastik für meine Gesundheit ist, und war daher absolut konsequent, auch wenn ich mal eine Nacht nicht geschlafen hatte.

Nach einigen Wochen, als der Trinkrhythmus meines Sohnes mehr Schlaf zuließ, begann ich Schritt für Schritt mit der Kräftigung der großen Muskelgruppen, wie Beine, Gesäß, Rücken, Brust und natürlich Bauch. Auch hier muss ich sagen, dass nur Konsequenz und ein wenig Durchhaltevermögen der Garant für langfristigen Erfolg sind. Ich streute immer einige Übungen ein, wenn das Baby gerade schlief, oder ich bezog ihn in die Übungen mit ein, was ihm meistens großen Spaß machte.

Da ich in erster Linie zu Fuß mit dem Kinderwagen unterwegs war, konnte ich so den Beckenboden trainieren und schonend etwas Kondition tanken. Um das Herz-Kreislaufsystem anzuregen, ging ich recht schnell und rollte über die Ferse ab. Gleichzeitig achtete ich darauf, meine Bauchmuskulatur anzuspannen, um diese mitzutrainieren.

Das hört sich vielleicht etwas komisch an, aber so bekam mein Körper die Möglichkeit, sich rasch von der Schwangerschaft und Geburt zu erholen.

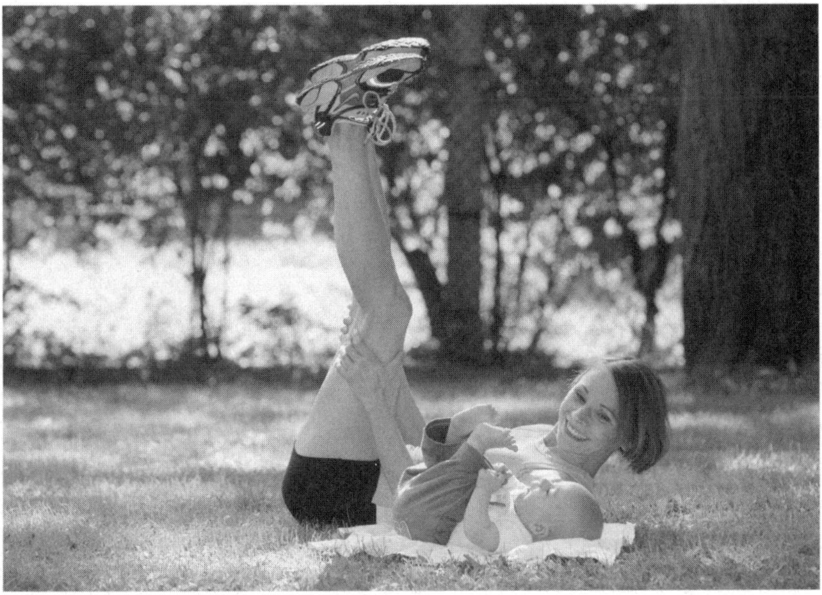

Turnen mit Baby kann beiden sehr viel Spaß machen

Nach etwa fünf Monaten war die Rückbildung so weit fortgeschritten, dass ich mit Vorsicht wieder Fitnessklassen unterrichten konnte.

Eine meiner sportlichen Freundinnen, welche die Rückbildungsgymnastik für überflüssig hielt und mehr oder weniger noch im Wochenbett ihr altes Sportprogramm aufnahm, erlitt damit Schiffbruch. Anstatt auf die Ratschläge ihrer Hebamme zu hören und die Anweisungen ihres Arztes zu befolgen, stand sie bereits fünf (!!!) Tage nach der Geburt ihrer Tochter im Fitnessstudio und stemmte Gewichte. Sie war immer schon sehr körperbewusst gewesen und legte daher auch in der Schwangerschaft sehr wenig an Gewicht zu. Dennoch bildete sie sich ein, dass sie wie Heidi Klum innerhalb von wenigen Wochen eine Model-Figur vorweisen müsse. Während des ersten Trainings erlitt Sie einen Schwächeanfall und kollabierte. Sie musste daraufhin zwei Wochen im Krankenhaus bleiben.

Wer wünscht sich nicht eine Traumfigur wie Victoria Beckham, Claudia Schiffer oder Heidi Klum? Doch wir müssen uns auch gleichzeitig die Frage stellen, warum diese jungen Mütter nicht auch (zumindest eine Zeit lang) wie Mütter aussehen dürfen. Warum propagieren die Medien, dass Schlankheit glücklich und erfolgreich macht? Ich möchte nicht wissen, welche Torturen prominente Jungmütter auf sich nehmen, um in der Boulevardpresse als »topschlanke Mama« abgebildet zu werden, und wo dabei ihre Babys bleiben.

Da ist mir der gesunde, aber längere Weg zu Gesundheit, Fitness und Vitalität wesentlich lieber.

Der weibliche Körper nach Schwangerschaft und Geburt

Neun Monate Rückbildung

Genauso wenig, wie von einem Tag auf den anderen ein Baby im Mutterleib heranwachsen kann, kann ein weiblicher Körper, der neun Monate ein kleines Wesen genährt und beschützt hat, nach einer Schwangerschaft binnen kürzester Zeit so aussehen wie vor der Schwangerschaft. Nicht umsonst meinen Hebammen und Ärzte, dass die Rückbildung ebenso lange dauert wie die Schwangerschaft selbst.

In den ersten Wochen nach der Geburt braucht der Organismus einer jungen Mutter besonders viel Kraft und Energie, um die großen Veränderungen der vorangegangenen Schwangerschaft rückgängig zu machen. Also wundern Sie sich nicht, wenn Sie sich anfangs so müde fühlen, dass Sie, so wie ich zum Beispiel, kaum aus dem Bett kommen. Außerdem hatte ich in den ersten Wochen in der Nacht so schlimme Schweißausbrüche, dass ich bis zu fünfmal mein T-Shirt wechseln musste. Manche Frauen frieren oder haben in der ersten Zeit nach der Entbindung Probleme mit der Verdauung. Jeder Körper reagiert auf diese große Veränderung ein wenig anders.

Die Gebärmutter

Die Gebärmutter zieht sich nach und nach zurück, nach wenigen Wochen hat sie wieder ihre ursprüngliche Form erreicht. In den ersten Tagen sind die »Nachwehen«, vor allem beim Stillen, die durch das Zusammenziehen der Gebärmutter entstehen, ziemlich schmerzhaft. Scheuen Sie sich nicht, zu leichten Schmerzmitteln zu greifen, um nicht unnötig leiden zu müssen. Beim Stillen wird das Hormon Oxytocin freigesetzt, welches einerseits den Milchfluss anregt und andererseits die Verkleinerung der Gebärmutter bewirkt.

Bei nicht stillenden Frauen kommt es meistens nach ungefähr sechs Wochen wieder zu einer Regelblutung. Bei einer stillenden Frau jedoch setzt die Periode meistens erst nach dem Abstillen ein, wodurch dem Organismus mehr Zeit für den Rückbildungsprozess bleibt.

Tipp

Um die Rückbildung der Gebärmutter zusätzlich zu forcieren, empfehlen Hebammen die Bauchlage. Legen Sie sich zweimal täglich mindestens eine halbe Stunde lang mit dem Bauch auf ein kleines Kissen. Achten Sie jedoch darauf, dass Sie nicht auf Ihren Brüsten liegen, da so der Milchfluss behindert wird.

Der Beckenboden

Der Beckenboden wurde in der Schwangerschaft durch die Größe und das Gewicht des Babys sehr belastet; die Geburt dehnte schließlich die Muskeln so sehr, dass die Herstellung der Beckenbodenspannung einige Zeit benötigen wird. Beginnen Sie daher nicht sofort mit Kräftigungsübungen! Ich empfehle, frühestens am dritten Wochenbetttag mit sanfter Aktivierung des Beckenbodens zu beginnen.

Näheres siehe Kapitel »Der Beckenboden«, Seite 22.

Der Wochenfluss

An jener Stelle, wo sich die Plazenta an der Gebärmutterwand gelöst hat, verbleibt eine ca. handtellergroße Wunde, aus der Wundflüssigkeit und Gewebereste abfließen, der so genannte Wochenfluss (in der Fachsprache »Lochien« genannt). In den ersten Tagen nach der Geburt ist er hellrot, danach rosa bis bräunlich, später gelb und schließlich klar. Nach vier bis sechs Wochen verheilt die Wunde und der Wochenfluss erlischt.

Aber auch wenn der Wochenfluss aufgehört hat, bedeutet das noch lange nicht, dass damit die Rückbildung beendet ist und Sie wieder so trainieren können wie vor der Schwangerschaft.

Andere Wunden

Wenn Sie einen Kaiserschnitt hatten, so dauert es ca. sechs Wochen, bis der Schnitt vollständig verheilt ist. Spannen Sie in dieser Zeit Ihre Bauchmuskulatur so wenig wie möglich an und heben Sie nichts Schweres, um weitere Verletzungen zu vermeiden. Fast zwei Drittel aller Gebärenden haben nach der Geburt eine Dammnaht, die in den ersten Tagen schmerzen kann. Sitzen Sie anfangs daher so wenig wie möglich, und achten Sie unbedingt auf Sauberkeit im Intimbereich.

Tipp

Abspülen mit kaltem Wasser hält die Wunde sauber und fördert das Abschwellen und die Wundheilung.

Der Baby-Blues

Da sich nach der Geburt die hormonelle Lage schlagartig ändert und man mit der neuen Situation als »Mutter« erst einmal fertig werden muss, kommt es bei bis zu 80 Prozent aller Frauen zum so genannten »Baby-Blues«: Zwischen dem dritten und zehnten Wochenbetttag leiden viele Frauen unter starken Stimmungsschwankungen. Ein Gegenmittel gibt es nicht. Am besten, Sie lassen sich in den ersten Tagen und Wochen so viel wie möglich helfen und versuchen, lieb und

Tipp

Sprechen Sie mit Ihrem Partner über Ihre Gefühle. Eine Aussprache mit einem verständnisvollen Partner hilft, über diese emotional schwierige Phase hinwegzukommen.

gut zu sich selbst zu sein. Rufen Sie sich immer wieder in den Sinn, dass es mit jedem Tag der Gewöhnung an die neue Situation besser und leichter wird.

Die Brust

In den ersten Tagen bildet die Hypophyse vermehrt das Hormon Prolaktin, welches für die Entwicklung der Brustdrüsen, eine vermehrte Durchblutung der Brust und den Milcheinschuss, der zwischen dem dritten und fünften Wochenbetttag geschieht, verantwortlich ist. Bis zum Milcheinschuss ernährt sich das Kind von der bereits vorhandenen Vormilch, in der alle wichtigen Abwehrstoffe enthalten sind. Stillen ist nicht nur für Ihr Baby die bestmögliche Nahrung, sondern es unterstützt auch das Zusammenziehen der Gebärmutter.

Wichtig: Der Beckenboden

Bis noch vor kurzer Zeit waren der Beckenboden und all die vielen damit verbundenen Fragen und Probleme für uns Frauen ein großes Tabu. Weder unter Freundinnen noch beim Gynäkologen wurde über Inkontinenz oder sexuelle Probleme gesprochen. Die Gründe dafür waren in erster Linie das Schamgefühl der betroffenen Frauen und die Tabuisierung dieses Problems überhaupt.

In Asien gehört das Training des Beckenbodens zu den alltäglichen Tätigkeiten der Mädchen und Frauen; schließlich haben Becken und Beckenboden in Bezug auf unsere Körperhaltung eine Schlüsselposition. Ein bewegliches Becken strotzt vor Energie und Kraft, man denke zum Beispiel an den anmutigen Gang der Asiatinnen. Nach fernöstlicher Tradition befindet sich im Bereich des Beckenbodens das Chakra mit dem klangvollen Namen »Muladhara« – ein Energiezentrum, dessen Kräfte unter anderem in Spiritualität umgewandelt werden können. Der Beckenboden als Muskel ist nicht nur Träger der inneren Organe, sondern auch Gegenspieler wichtiger Atemmuskeln. Doch auch für das Gleichgewicht und die Körperhaltung ist er mitverantwortlich. Wenn wir die Beckenbodenmuskulatur nicht regelmäßig trainieren, so wie wir zum Beispiel den Bizeps oder die Beinmuskeln trainieren, verliert er seine Kraft und gesundheitliche Beschwerden können die Folge sein.

Darum ist es so wichtig, über den eigenen Beckenboden gut Bescheid zu wissen und ihn unter Kontrolle zu haben. Wie bereits erwähnt, kann man sich auf diese Weise nicht nur lästige Erkrankungen ersparen, sondern auch die eigene Libido beflügeln. Ein trainierter Beckenboden, den frau gut unter Kontrolle hat, verleiht nicht nur mehr Selbstsicherheit, die sich automatisch in der Körperhaltung und im Gang wiederspiegelt, sondern hilft, mögliche Ängste vor Sexualität zu verringern.

Wo liegt der Beckenboden?

Setzen Sie sich ganz aufrecht auf einen Stuhl, rutschen mit dem Gesäß ganz nach vorne auf die Kante und beginnen Sie bewusst tief ein- und auszuatmen. Versuchen Sie im Atemfluss Ihre Sitzbeinhöcker, das sind die Knochen, auf denen Sie aufsitzen, zu erspüren. Verlagern Sie nun langsam das Gewicht vom rechten Sitzbeinhöcker auf den linken und wieder zurück. Danach schaukeln Sie abwechselnd in Richtung Schambein und Steißbein.

Zwischen diesen vier Knochenpunkten liegt der Beckenboden. Sie können sich ihn wie eine Art Hängematte vorstellen, die die inneren Organe stützt und hält.

Sie können sich aber auch vorstellen, dass Sie versuchen ein Zäpfchen oder ein Tampon in der Scheide nach oben zu ziehen. Die Muskeln, die Sie dabei anspannen, gehören zum Beckenboden.

Aufbau der Beckenbodenmuskulatur

Diese handtellerdicke Muskelplatte gehört wegen ihrer wichtigen Funktion zu den wichtigsten Muskelgruppen im menschlichen Organismus. Sie besteht aus drei übereinander gelagerten Muskelschichten und ist zusätzlich längs und quer verstrebt. Dadurch ist sie in der Lage, das große Gewicht der inneren Organe zu tragen.

Drei Öffnungen, nämlich After, Scheide und Harnröhre, sind im Beckenboden eingebettet. Diese perfekte Konstruktion ermöglicht es erst, auf der einen Seite das Baby während der Schwangerschaft sicher zu tragen und auf der anderen Seite sich für die Geburt so weit zu öffnen, dass sich das Kind seinen Weg in die Welt bahnen kann.

Die unterste Schicht dieser Muskeln verläuft wie eine Acht um die beiden Öffnungen von Scheide und Harnblase und im Kreis um den After und ermöglicht uns das bewusste Kontrollieren von Harn- und Stuhldrang. Die darüberliegende, mittlere Schicht der Beckenbodenmuskulatur erstreckt sich von den Sitzbeinhöckern (das sind die beiden Knochen am Gesäß, auf denen wir sitzen) bis zum Schambein. Die oberste Schicht des Beckenbodens schließlich ist gleichzeitig die größte: Sie befindet sich zwischen dem Kreuzbein und zieht sich an den Seiten des Beckens entlang bis nach vor zum Schambein.

Nach der Geburt

In den ersten Wochen und Monaten nach der Geburt Ihres Babys ist der Beckenboden sehr überdehnt und schwach, sodass er noch nicht voll belastet werden darf. Bis Sie mit Hilfe eines gezielten Trainings den Muskel ausreichend gekräftigt haben, vergehen mit Sicherheit einige Monate. Daher ist es enorm wichtig, in der ersten Zeit die Beckenbodenmuskulatur zu schonen, um mögliche Spätfolgen zu vermeiden.

Bitte heben Sie in den ersten zwölf Wochen nach der Geburt nichts, das schwerer ist als Ihr Baby. Wenn Sie etwas heben oder tragen müssen, zum Beispiel eine Einkaufstasche oder einen Wäschekorb, wenn Sie das Baby aus der Wiege nehmen oder den Kindersitz samt Inhalt aus dem Auto hieven, dann spannen Sie die Beckenbodenmuskulatur fest an, damit sie nicht noch weiter ausgedehnt und die Rückbildung behindert wird. Atmen Sie bei der Belastung und beim Anspannen zusätzlich kräftig aus.

Ich habe mich in den ersten Wochen wirklich auf die bewusste Anspannung und das gleichzeitige Ausatmen konzentrieren müssen. Doch mit der Zeit geht der Bewegungsablauf so in Fleisch und Blut über, dass er automatisiert wird.

Ich muss ehrlich zugeben, dass es mir schwer gefallen ist, mich mit meinem herkömmlichen Training, sprich Laufen, Krafttraining und Boxen, zurückzuhalten. Doch der Beckenboden hätte nicht mitgespielt, spätere Probleme sind vorprogrammiert, wenn man zu früh mit Sport beginnt.

Eine Freundin konnte es nicht lassen und ging bereits sechs Wochen nach der Geburt ihrer Tochter joggen, ohne je Übungen für die Rückbildung gemacht zu haben. Einige Monate später bekam sie schlimme Probleme: Sie konnte den Harn beim Niesen und Lachen nicht halten und ihr Gynäkologe stellte eine Gebärmuttersenkung fest. Nur durch mühsames und langfristiges Beckenbodentraining war es möglich, das wieder zu korrigieren. Das Laufen konnte sie für lange Zeit natürlich vergessen.

Also lieber einige Wochen länger beim Trainieren Zurückhaltung üben, um sich schwer wiegende gesundheitliche Probleme, die zum Teil auch irreversibel sein können, zu ersparen.

Wie oft trainieren?

Nun stellt sich die Frage, wie oft und wie intensiv die Beckenbodenmuskulatur trainiert werden sollte, um optimal funktionieren zu können. Schließlich ist in den ersten Wochen und Monaten mit dem Baby kaum Zeit vorhanden. Die meisten Mütter sind froh, dass sie an manchen Tagen überhaupt duschen, essen, ja sogar auf die Toilette können. Dazu kommt die bleierne Müdigkeit, die aus dem chronischen Schlafmangel entsteht, der ebenfalls eine gängige Begleiterscheinung einer jungen Mutterschaft ist.

Im Alltag üben

Die meisten Übungen für den Beckenboden kann man in den Alltag integrieren, da niemand sehen kann, dass Sie gerade üben. Beckenbodenkräftigungsübungen können immer, überall und in fast jeder Position ausgeführt werden.

Das Wichtigste am Beckenbodentraining ist die Regelmäßigkeit. Sie sollten täglich zumindest einige wenige Übungen durchführen, damit die Muskelgruppe effizient gekräftigt werden kann. Ein- bis zweimal in der Woche sehr viele Übungen zu absolvieren bringt weniger, als täglich über den Tag verteilt zehn bis 15 Minuten zu üben. Es wirkt bereits,

Tipps für die Beckenbodenkräftigung zwischendurch

- Sie müssen, wenn Sie ab und zu in Alltagssituationen zwischendurch üben, nicht alle Übungen für den Beckenboden von Anfang an durchführen. Suchen Sie sich zwei Beckenbodenübungen aus, die Ihnen besonders liegen, und prägen Sie sich diese besonders gut ein. Üben Sie diese täglich abwechselnd immer wieder über einige Tage lang. Dann fügen Sie einfach immer wieder eine neue Übung aus dem Buch hinzu. Variieren Sie diese nach Lust und Laune; trainieren Sie eine Übung, bis Sie das Gefühl haben, dass der Muskel ermüdet.
- Falls Sie aber das gesamte Programm durchführen, machen Sie bitte alle vorgeschriebenen Übungen der Reihe nach durch.

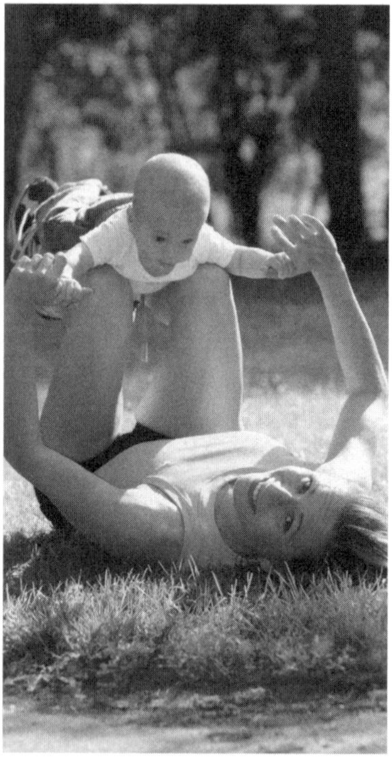

»Fliegen« macht den Babys großen Spaß – und ist eine gute Übung für die Beinmuskulatur der Mamas.

wenn Sie immer wieder einmal die Scheidenmuskulatur zusammenziehen und wieder lockerlassen. Ideal ist es, wenn solche einfachen Übungen in Fleisch und Blut übergehen und zum Alltag einfach dazugehören, wie zum Beispiel Zähne putzen oder duschen.

Ich trainiere meinen Beckenboden tatsächlich täglich. Und zwar immer wieder: Jetzt, während ich diese Zeilen schreibe, kontrahiere ich immer wieder die Beckenbodenmuskulatur. Dabei versuche ich, korrekt zu sitzen und richtig zu atmen. Wie das funktioniert, beschreibe ich im nächsten Kapitel. Wenn ich mit meinem Sohn spazieren gehe, übe ich beim Gehen, was jedoch etwas Übung verlangt. Am Abend lese ich vor dem Einschlafen zumindest eine Seite in einem Roman, denn sonst kann ich, egal wie müde ich bin, nicht einschlafen. Dabei habe ich mir angewöhnt, Beckenbodenübungen durchzuführen. Es geht mit der Zeit tatsächlich ohne nachzudenken.

Der Trainingsplan und was Sie zum Training brauchen

Die wichtigsten Dinge, die Sie in den nächsten Wochen und Monaten zum Training brauchen werden, sind ein wenig Disziplin und ein bisschen Zeit. Teure Geräte, eine kostspielige Fitnessgarderobe oder ähnliche Utensilien sind überflüssig. Wir funktionieren Dinge, die sich in jedem Haushalt finden, einfach in Sportgeräte um.

Es ist völlig egal, wie fit Sie vor der Schwangerschaft waren, das hier vorgestellte Rückbildungs- und Trainingsprogramm ist sowohl für passionierte Hobbysportlerinnen wie auch für Frauen, die erst mit regelmäßiger Bewegung beginnen möchten, geeignet.

Für den Trainingsplan im frühen Wochenbett, sprich für die ersten zehn Tage nach der Geburt, brauchen Sie nichts, denn die meisten Übungen können direkt im Bett gemacht werden. Das ist auch ganz gut so, denn im frühen Wochenbett sollte die Mutter so viel wie möglich liegen. Auf der einen Seite soll sie sich von den Strapazen der Geburt erholen, auf der anderen Seite fördert, wie bereits erwähnt, Liegen in Bauchlage die Rückbildung der Gebärmutter und den Abtransport der Lochien.

Was das Training im mittleren Wochenbett anbelangt, so

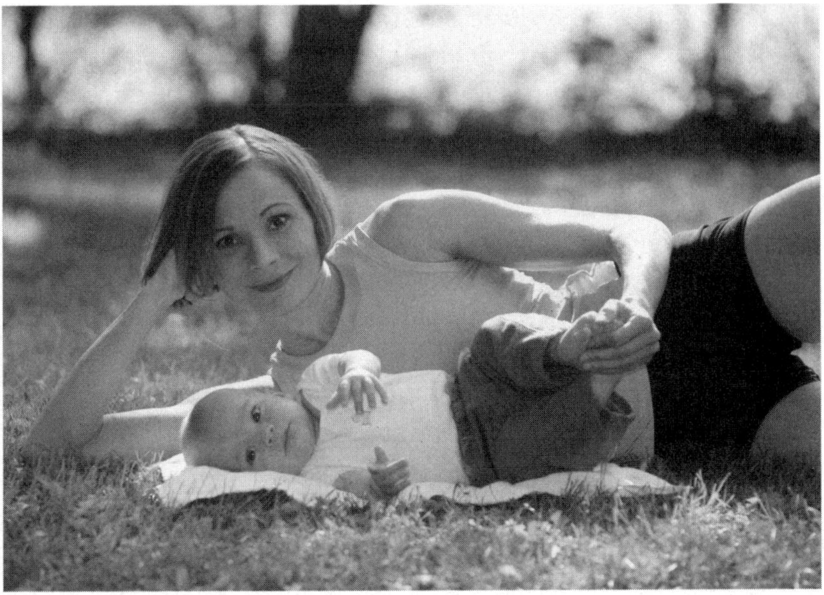

Babys lieben das Mitturnen

verlegen wir den Großteil der Übungen auf den Boden bzw. auf einen Stuhl. Falls Sie keinen Teppichboden zu Hause haben, so können Sie ein großes Badetuch als Unterlage verwenden. Zusätzlich benötigen wir ein Kissen. Das Training des Herz-Kreislauf-Systems besteht in den zehn Wochen nach der Geburt ausschließlich aus mehr oder weniger langen Spaziergängen, bestenfalls Walking. Daher benötigen Sie dafür nur bequeme Bekleidung und entsprechende Schuhe.

Für das Training im späten Wochenbett können bei manchen Oberkörperübungen Hanteln von zwei bis drei Kilogramm verwendet werden. Falls Sie jedoch keine zur Hand haben, können Sie genauso zwei 2-Liter-Mineralwasserflaschen zu Gewichten umfunktionieren.

Wenn Sie früher viel und gerne im Freien gelaufen sind, dann werden Sie bestimmt wissen, dass gute Laufschuhe ein Muss sind. Falls Sie erst jetzt, nach der Geburt, mit Ausdauertraining beginnen möchten, empfehle ich, zuerst zu walken und erst langsam mit dem Laufen zu beginnen, denn der Körper muss sich an die neue Belastung Schritt für Schritt gewöhnen. Der Vorteil dieser beiden Ausdauersportarten ist, dass man sie an der frischen Luft ausüben kann und dass Sie das Baby im Kinderwagen mitnehmen können. Der Kinderwagen sollte jedoch für diesen Zweck auch geeignet sein, sonst wird das Schieben sehr mühsam.

Bewegung trotz Übermüdung

Eine kurze Geschichte aus eigener Erfahrung: Wie Sie als junge Mutter sicher wissen, schläft ein Baby in den ersten Monaten nicht durch. Nicht wenige Kinder weigern sich sogar, die eine oder andere Nacht überhaupt einzuschlafen und sind in jenen Stunden, wo man vor Müdigkeit kaum die Augen offen halten kann, putzmunter und wollen unterhalten werden. So ein Baby war mein kleiner Sohn auch. Nachdem ich ihn die ganze Nacht hindurch in zweistündigen Abständen gestillt hatte, wobei wir zwei in den Pausen dazwischen viele, viele Runden in der Wohnung drehten, das Bäuchlein massierten etc., war gegen sechs Uhr früh an Schlaf nicht mehr zu denken. Ich bin ein Mensch, der tagsüber nur sehr schwer schlafen kann. Leider fühlte ich mich auch zur Gymnastik zu müde und zu abgespannt. Also packte ich eines Tages aus lauter Verzweiflung den kleinen Nachtmenschen in seinen Kinderwagen und fuhr mit ihm in aller Herrgottsfrühe in den Park. Und siehe da: Bereits nach wenigen Minuten fielen ihm die Äuglein zu, und er schlummerte selig ein. Ich nutzte diese »stille« Stunde, um einen zügigen Marsch an der frischen Luft zu machen. Tatsächlich fühlte ich mich nach einer dreiviertel Stunde frisch, denn mein Kreislauf wurde durch die Bewegung aktiviert, und der Körper erhielt ausreichend Sauerstoff. Da mein Kind immer noch fest schlief, begab ich mich in das nächste Kaffeehaus und gönnte mir ein herrliches Frühstück. Danach war mein Tag gerettet.

Tipps für das Ausdauertraining mit Baby

- Wenn Sie sich also auch mal nach einer sehr langen Nacht gerädert fühlen, gehen Sie an die frische Luft und verschaffen Sie sich Bewegung! Das hilft oft mehr als ein kurzes Nickerchen zwischendurch. Außerdem kommt auch das Kind an die frische Luft, und Sie tun etwas für die Figur. Allerdings sollten Sie sich bei großer Müdigkeit nicht zu sehr anstrengen, also auf jeden Fall auf das Laufen verzichten.
- Ich nehme mir zum Laufen immer eine Trinkflasche mit stillem Mineralwasser mit und trinke diese während des Laufens leer. So kann ich sichergehen, dass mein Flüssigkeitsverlust durch das Schwitzen ausgeglichen wird und meine Milchproduktion nicht darunter leidet.

- Übrigens: Ich stille meinen Sohn immer vor dem Ausdauertraining! Nicht, weil die Milch nach einem langen Lauf sauer schmeckt; das ist ein Ammenmärchen, sondern weil er danach, mit vollem Bäuchlein, meist ein schönes Nickerchen an der frischen Luft machen kann.
- Fahren Sie, wenn Sie laufen gehen, mit dem Kinderwagen nur auf glattem Asphalt, da sonst die Erschütterungen zu stark sind.
- Wechseln Sie den Arm, mit dem Sie den Kinderwagen schieben, alle paar Minuten regelmäßig ab, um Verspannungen im Nacken- und Rückenbereich vorzubeugen.
- In einen Buggy sollten Sie Ihr Kind erst mit mindestens acht Monaten setzen, wenn Sie laufen gehen, denn die Wirbelsäule ist bis dahin noch sehr weich, und die Erschütterungen beim schnellen Fortbewegen könnten die weichen Knochen schädigen.
- Generell kann man sagen, dass Walken sowohl für Ihre Gelenke als auch für die Wirbelsäule Ihres Sprösslings schonender ist als Joggen. Außerdem schont es den Beckenboden, der trotz regelmäßiger Rückbildungsgymnastik bei vielen Frauen oft Monate braucht, um fest genug zu sein, alle inneren Organe bei Sportarten wie Laufen oder Springen zu tragen.

Die richtige Haltung im Alltag mit Baby

Die wichtigste Grundvoraussetzung für eine gelungene Rückbildung und die Erlangung eines wohlproportionierten, schönen Körpers ist eine korrekte Körperhaltung. Sie ist auch in meinem Rückbildungsprogramm die Basis für alle Übungen, die im Stehen oder im Sitzen durchgeführt werden. Durch die Schwangerschaft hat sich Ihre Haltung in den letzten Monaten verändert: Durch den großen Bauch wurde die Wirbelsäule vor allem in den letzten Schwangerschaftsmonaten extrem belastet, weil sich der Körperschwerpunkt nach vorne verlagert hat und die meisten Frauen dazu neigen, als Ausgleich dazu ein Hohlkreuz zu machen.

Nach der Entbindung ist es daher von großem Vorteil, von Anfang an die eigene Haltung zu kontrollieren und notfalls zu korrigieren.

So stehen Sie richtig

- Stellen Sie sich hüftbreit hin, die Füße sind parallel, die Zehenspitzen weisen gerade nach vorne.
- Halten Sie Ihre Knie immer leicht gebeugt, um Abnützungserscheinungen vorzubeugen.

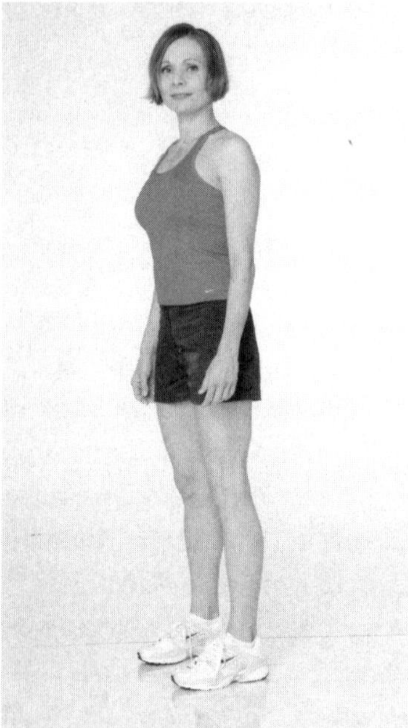

Die richtige Haltung beim Stehen

- Ziehen Sie das Schambein ganz leicht Richtung Bauchnabel, und spannen Sie dabei die Bauchmuskulatur an. Auf diese Art und Weise kippt das Becken leicht nach vorne.
- Spannen Sie auch die Gesäßmuskeln an.
- Richten Sie Ihren Kopf auf, blicken Sie gerade nach vorne. Stellen Sie sich vor, Sie würden eine Krone auf dem Haupt tragen.
- Lassen Sie Ihre Schultern immer locker hängen, und ziehen Sie dabei die Schulterblätter immer leicht zur Wirbelsäule hin. Die Arme hängen locker herab.

Vermeiden Sie

- Vermeiden Sie es unbedingt, etwa in einer Warteschlage mit gekreuzten Beinen zu stehen und dabei nur ein Bein zu belasten.
- Vermeiden Sie beim Stehen eine schiefe Beckenhaltung.
- Drehen Sie die Zehen weder nach außen noch nach innen.
- Wenn Sie Ihr Baby auf dem Arm tragen, gehen Sie keinesfalls ins Hohlkreuz, und belasten Sie nicht nur ein Bein.

So sitzen Sie richtig

- Ihre Füße sollten, wie beim Stehen, schulterbreit entfernt und parallel zueinander stehen.
- Die ganze Fußsohle berührt den Boden.
- Fuß und Unterschenkel, Unterschenkel und Oberschenkel sowie Oberschenkel und Oberkörper sollten einen rechten Winkel bilden.
- Sie sitzen auf Ihren Sitzbeinhöckern auf den vorderen zwei Dritteln der Sitzfläche.
- Wenn Sie sich anlehnen, dann schieben Sie am besten ein kleines Kissen zwischen Lehne und Lendenwirbelsäule, um eine ergonomische Haltung zu ermöglichen.
- Ihr Becken ist aufrecht.
- Die Schultern hängen wie beim Stehen locker, ebenso die Arme, und der Kopf ist aufgerichtet.
- Wenn Sie länger sitzen müssen, versuchen Sie immer wieder die Sitzhaltung zu ändern und stehen Sie so oft wie möglich auf, damit die Bandscheiben geschont werden.

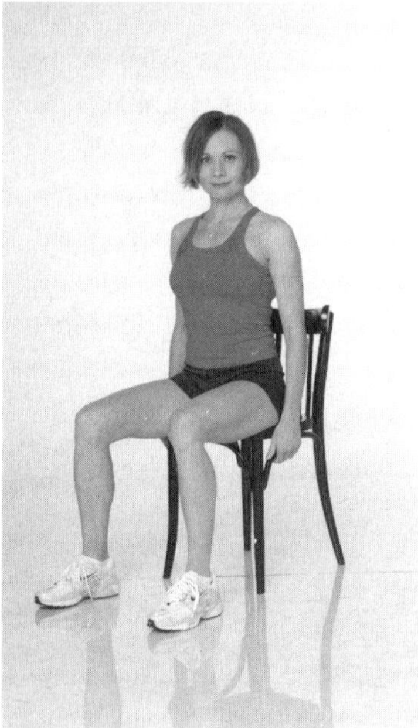

Die richtige Haltung beim Sitzen

Vermeiden Sie:

- Um die Beinvenen zu schonen, sollten Sie niemals mit übereinander geschlagenen Beinen sitzen, denn dann kann das Blut nicht richtig zurück in den Körper fließen.
- Stundenlanges »Lümmeln« auf der Couch (mit Rundrücken) belastet die Bandscheiben im Lendenwirbelsäulenbereich sehr stark.
- Wenn Sie sich beim Sitzen immer anlehnen, dann werden Ihre Rückenmuskeln nicht trainiert.
- Generell ist eine krumme Oberkörperhaltung zu vermeiden.

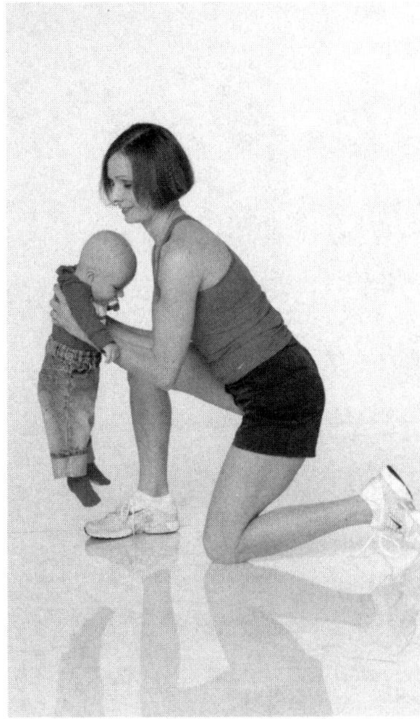

Die richtige Haltung beim Bücken

Heben, tragen und sich bücken

Falsches Bücken, Tragen oder Heben belastet die Wirbelsäule ebenfalls stark, und je schwerer das Baby oder das Gewicht, welches Sie zu tragen bzw. zu heben haben, umso größer der Druck, der auf die Bandscheiben ausgeübt wird. Bei jungen Müttern kommt hinzu, dass die Rückenmuskulatur durch die vorangegangene Schwangerschaft sowieso bereits stark in Mitleidenschaft gezogen wurde und die Kraft im Rücken erst wieder langsam aufgebaut werden muss. Zum Heben und

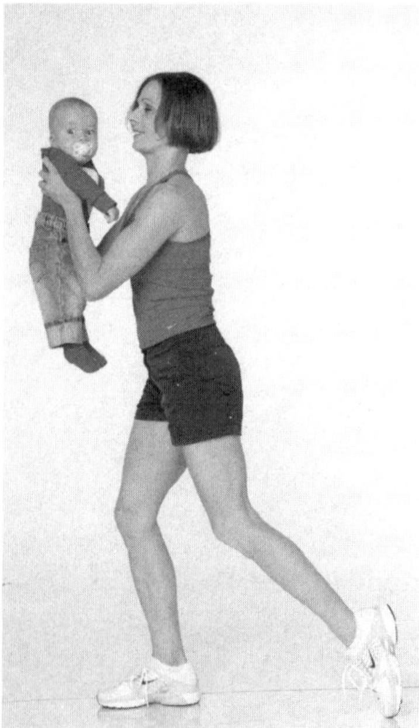

Die richtige Haltung beim Hochheben

Tragen braucht man allerdings auch gute Bauchmuskeln, die ebenfalls die Aufgabe haben, die Wirbelsäule zu entlasten. Wie Sie bereits wissen, ist in den ersten Monaten dieser Bereich noch nicht hundertprozentig funktionstüchtig.

Wenn man jedoch bedenkt, wie oft sich eine junge Mutter bücken muss, das Baby aus dem Bettchen oder vom Boden hochhebt, wie sie es stundenlang herumträgt, dann wird einem bewusst, wie wichtig bei diesen so häufig ausgeführten Bewegungen die richtige Haltung ist, um Schmerzen und Spätfolgen vorzubeugen.

Auch hier empfehle ich, von Anfang an zu versuchen, die

richtige Haltung einzunehmen und sich dabei immer wieder selbst zu korrigieren. Nur so wird es in der Zukunft möglich sein, die korrekten Bewegungsabläufe zu automatisieren.

Haltung während des Stillens

Wenn Sie Ihr Kind stillen, verbringen Sie täglich bis zu sieben Stunden in der Stillhaltung. Sicher haben Sie, so wie ich, in den ersten Wochen vom Stillen ziemliche Rückenschmerzen, denn die Haltung ist ungewohnt, und oft verkrampft man sich, da es am Anfang mit dem Stillen noch nicht so richtig klappt. Schließlich müssen sich Mutter und Baby erst kennen lernen und das Kind muss noch lernen, von der Mutterbrust zu trinken. Der jungen Mutter bleibt nichts anderes über, als die für sie optimale Position, in der sie die vielen Stunden schmerzfrei und möglichst entspannt verbringen kann, herauszufinden. Obwohl jede Frau ihre persönliche Stillhaltung hat, gibt es einige Anhaltspunkte, die Sie sich von Anfang an zu Herzen nehmen sollten:

- Achten Sie darauf, dass der Rücken beim Stillen gut abgestützt ist. Am besten, Sie unterstützen zusätzlich die Wirbelsäule mit einem oder mehreren Kissen im Lendenbereich.
- Versuchen Sie eine Haltung einzunehmen, in der Sie auch über einen längeren Zeitraum ohne Schmerzen verweilen können. Anfangs muss man ein wenig herumprobieren, vielleicht verschiedene Stühle ausprobieren, ein Stillkissen verwenden etc.

Tipps

- Tragen Sie das Baby oder den Gegenstand möglichst nahe am Körper.
- Achten Sie beim Hochheben und/oder beim Bücken immer darauf, dass die Knie gebeugt sind, der Bauch fest angespannt und der Rücken gerade ist.
- Wenn Sie einen Gegenstand hochheben, gehen Sie so nah wie möglich heran, und heben Sie immer aus der Beinmuskulatur und nicht aus dem Rücken heraus.
- Wenn Sie das Baby in der Tragetasche oder im Autositz tragen, dann wechseln Sie unbedingt immer beide Arme ab, um Abnützungserscheinungen und Fehlhaltungen zu vermeiden.
- Auch beim Wickeln, das nur in vorgebeugter Haltung möglich ist, sollten Sie immer leicht die Knie beugen, die Bauchmuskeln anspannen und sich möglichst mit geradem Oberkörper vorbeugen.
- Kann Ihr Kind einmal stehen und laufen, so wird es häufig notwendig sein, mit ihm auf seiner Höhe zu kommunizieren. Bitte gewöhnen Sie sich von Anfang an an, sich nicht hinunterzubeugen, sondern mit geradem Rücken in die Hocke zu gehen.

- Auf keinen Fall sollte Ihre Körperhaltung verkrampft sein. Die meisten Frauen empfinden es als sehr angenehm, wenn die Beine auf einem Schemel leicht erhöht ruhen.
- Achten Sie auch darauf, dass beim Stillen der ganze Fuß auf dem Boden abgestellt ist.

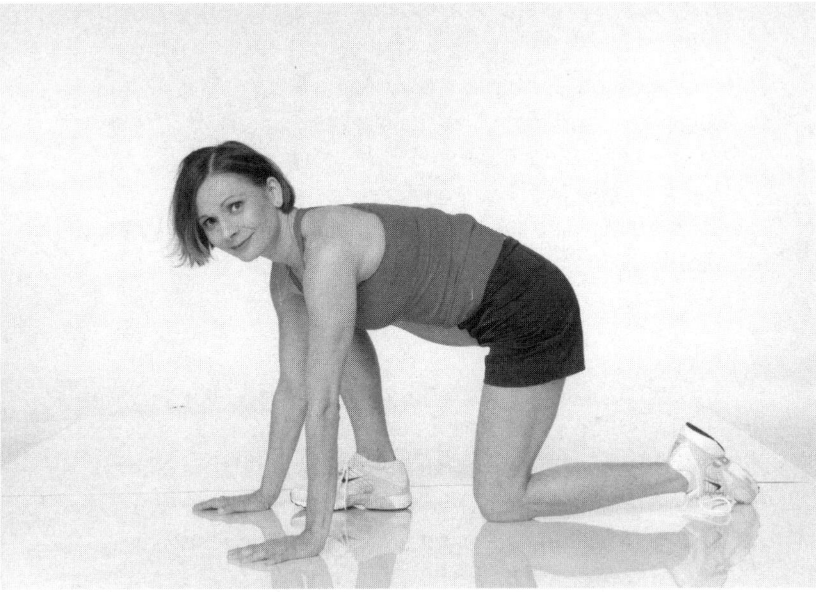

Richtig vom Boden aufstehen

Sich aufsetzen und aufstehen

Solange die Bauchmuskulatur nach der Entbindung noch nicht voll funktionstüchtig ist, empfehle ich, sie beim Aufstehen oder Aufsetzen möglichst nicht zu beanspruchen. Dies gilt vor allem auch für junge Mütter, die einen Kaiserschnitt hatten und bei denen die Bauchmuskeln daher teilweise durchtrennt werden mussten.

Bevor Sie sich aus der Rückenlage aufsetzen, rollen Sie sich erst zur Seite, stellen Sie dann die Beine auf den Boden und

Tipps

- Lassen Sie sich anfangs beim Aufstehen helfen, wenn jemand in der Nähe ist. Es kann leicht sein, dass Sie durch den großen Blutverlust und die Hormonumstellung in den ersten Tagen Kreislaufprobleme haben.
- Wenn Sie alleine sind, lassen Sie sich beim Aufstehen Zeit, sonst könnte Ihnen schwindlig werden.

setzen sich anschließend erst mit Hilfe des Ellbogens, den Sie unter Ihren Oberkörper schieben, auf.

Wenn Sie vom Boden aufstehen wollen, tun Sie das am besten vom Vierfüßlerstand aus: Gehen Sie erst von den Knien aus in die Hocke, und kommen Sie dann vorsichtig mit geradem Oberkörper hoch.

Das Frühwochenbett – Regeneration und Aktivierung

Zeit der Ruhe

Das Frühwochenbett dauert etwa zehn Tage. Die ersten Tage nach der Geburt ist Ihr Körper noch sehr geschwächt und ruhebedürftig. Nach Turnen und Gymnastik wird Ihnen, auch wenn Sie noch so sportlich sind, wenig zumute sein. Nicht umsonst heißt das Wochenbett eben »Wochenbett«. Sie sollten unbedingt, auch nach einer Hausgeburt, die Möglichkeit haben, sich auszuruhen und sich keinesfalls überanstrengen. Ideal wäre es, wenn Sie die ersten Tage im Bett liegen bleiben und sich bei anfallenden Arbeiten helfen lassen könnten, denn nur so kann der Heilungsprozess schnell voranschreiten.

Tipp

Um die Rückbildung der Gebärmutter zu unterstützen, sollten Sie öfter am Tag auf dem Bauch liegen. Schieben Sie ein kleines Kissen zwischen Becken und Bauchnabel. Am zweiten und dritten Tag werden Sie wahrscheinlich die Nachwehen, die sich wie schwache Geburtswehen anfühlen, am stärksten spüren.

Schließlich ist die durch die Plazenta-Ablösung entstandene Wunde in der Gebärmutter ungefähr handtellergroß, und meistens sind auch noch weitere Wunden, wie zum Beispiel ein Dammschnitt, -riss oder gar eine Kaiserschnittnaht, vorhanden.

Nützen Sie jede Hilfe, die Ihnen geboten wird, denn je schneller Sie sich erholen, umso leichter werden Sie mit den großen Anforderungen, die ein neugeborenes Kind mit sich bringt, umgehen können. Seien Sie mit sich selbst geduldig, lassen Sie sich verwöhnen und umsorgen! Das kommt schließlich auch dem Wohl des Babys zugute!

Sanfte Aktivierung

So kurz nach der Geburt hat kaum eine Frau Lust, sich körperlich zu betätigen. Die meisten Frauen bluten die ersten Tage sehr stark, und mögliche Narben verursachen Schmerzen. Für eine rasche Rückbildung ist es von Vorteil, wenn die Mutter im frühen Wochenbett so viel wie möglich im Bett liegen bleibt. Viele Hebammen verordnen ihren Wöchnerinnen mindestens zwei bis drei Ruhestunden nach dem Mittagessen.

Daher stehen in den ersten zehn Tagen weder Kräftigungsübungen noch Ausdauertraining auf dem Programm. Vielmehr sollen die stark beanspruchten und zum Teil überdehnten Muskelgruppen aktiviert werden. Das bedeutet, dass Sie wieder ein Gefühl für diese Körperbereiche bekommen sollen, damit Sie etwas später mit der eigentlichen Kräftigung der Bauch- und Beckenbodenmuskulatur beginnen können. Daher besteht das Frühwochenbettprogramm zu einem großen Teil aus »Aktivierungsübungen«. Erst wenn Sie das Gefühl haben, wieder Kraft geschöpft und sich von den Strapazen der Geburt einigermaßen erholt zu haben, können Sie nach und nach schrittweise dieses Programm starten.

Wann beginnen?

Ich möchte nicht festlegen, wann der ideale Zeitpunkt für den Beginn des Trainings ist, schließlich verläuft jede Geburt anders.

Meist wird es aber möglich sein, am dritten Tag mit der Aktivierung der Bauch- und Beckenbodenmuskulatur zu beginnen. Eine Ausnahme stellt ein Kaiserschnitt dar: Bauchmuskeltraining (aber nur der schrägen Bauchmuskulatur) ist frühestens nach sechs Wochen erlaubt!

Tipp

Manche Frauen sind ein, zwei, ja manchmal sogar drei Wochen von der Entbindung so erschöpft, dass sie keine Kraft haben, mit der Wochenbettgymnastik zu beginnen. In einem solchen Fall sollten die Trainingsprogramme der Reihe nach durchgeführt werden. Wenn eine junge Mutter erst nach 14 Tagen beginnt, so sollte sie die ersten zehn Tage die Übungen aus dem frühen Wochenbettprogramm durchführen und danach mit dem mittleren Wochenbettprogramm fortsetzen.

Daher habe ich für die ersten zehn Tage auch nur zehn Übungen zusammengestellt, die in erster Linie zur Regeneration beitragen sollen und die Rückbildung sanft unterstützen. Sie müssen keineswegs alle Übungen gleich hintereinander machen. Nehmen Sie sich für jeden Tag zwei oder drei Übungen vor, und machen Sie immer wieder zwischendurch einige Wiederholungen.

Die Übungen für das Frühwochenbett

1. Zwerchfellatmung

Die Zwerchfellatmung stellt die Grundlage dieses Rückbildungsprogramms dar: Durch die spezielle Atemtechnik wird das durch die Schwangerschaft überdehnte und hochgedrängte Zwerchfell schnell in seine ursprüngliche Position zurückgebracht, was sich auch auf alle anderen Organe, die ebenfalls erst ihren alten Platz »finden« müssen, auswirkt. Gleichzeitig nimmt der Körper vermehrt Sauerstoff auf. So kann sich der Organismus schneller regenerieren, und die Rückbildung schreitet rascher voran.

Tipp

Setzen Sie die Zwerchfellatmung bei allen Übungen ein, die ein An-und Entspannen der Bauch- und Beckenbodenmuskulatur erfordern. Passen Sie dann den Atemrhythmus an die jeweilige Übung an.

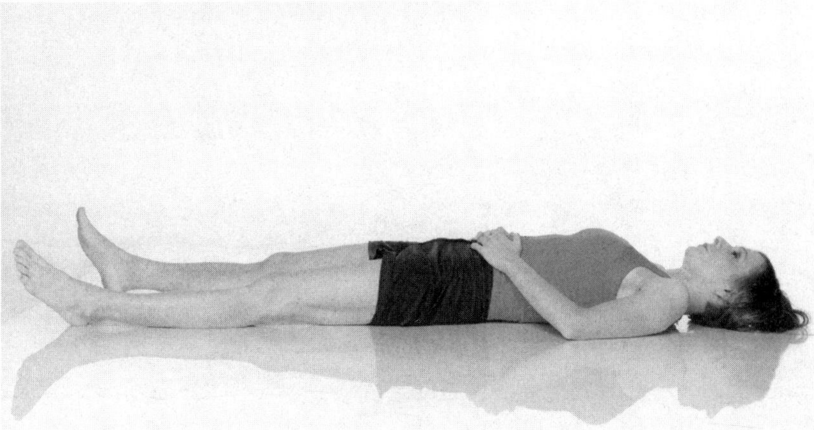

Die richtige Haltung für die Zwerchfellatmung

Legen Sie sich flach auf den Boden, oder bleiben Sie im Bett. Legen Sie beide Handflächen in der Nähe des Bauchnabels auf Ihren Bauch, um die Bewegung der Bauchdecke zu spüren.

Während Sie nun einatmen, heben Sie ganz bewusst die Bauchdecke (machen Sie einen großen Bauch). Beim Ausatmen senkt sich die Bauchdecke wieder.

Diese Atemübung bewirkt beim Ausatmen bereits ein Zusammenziehen der Bauchmuskulatur und des Beckenbodens.

2. Die geraden Bauchmuskeln aktivieren

Nach der Geburt sind vor allem die geraden Bauchmuskeln weit überdehnt, und es dauert eine Zeit, bis sie wieder ihre alte Form erhalten. Um diesen Vorgang zu unterstützen, ist es

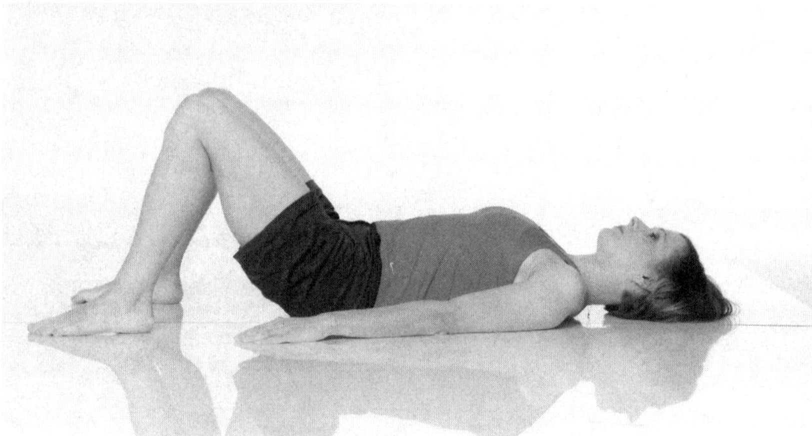

Die richtige Haltung für die Aktivierung der geraden Bauchmuskeln

notwendig, mit gezielten Übungen den Rückbildungsprozess aktiv zu unterstützen.

Mit dieser Aktivierungsübung können Sie, wenn Sie sich fit genug fühlen, bereits am zweiten Tag nach der Entbindung beginnen:

Tipp

Gleich mit Ihrem üblichen Bauchprogramm, das Sie vor der Schwangerschaft ausgeübt haben, zu beginnen, schadet mehr, als es nützt. Denn so verschlimmern Sie nur eine »Rektusdiastase« (das ist die Fachbezeichnung für einen Spalt zwischen den geraden Bauchmuskeln im Bereich des Bauchnabels), anstatt sie zu verkleinern.

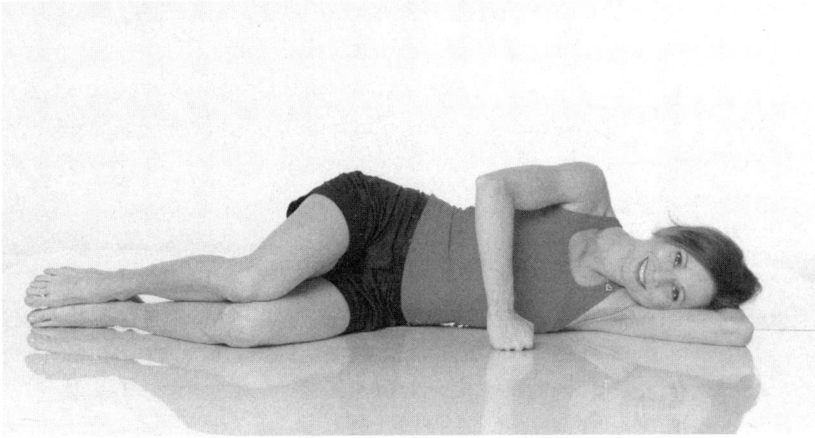

Die richtige Haltung für die Aktivierung der schrägen Bauchmuskeln

In Rückenlage, auch im Bett, beide Beine angewinkelt aufstellen, die Arme seitlich. Nun tief einatmen, dabei die Bauchdecke anheben. Dann, beim Ausatmen, das Schambein zum Bauchnabel ziehen und gleichzeitig den Nabel zur Wirbelsäule, also Richtung Boden, drücken. Beim nächsten Einatmen die Bauchdecke wieder anheben und die Bauchspannung lösen. Die Übung langsam und bewusst wiederholen.

Machen Sie bitte nicht mehr als ein paar Wiederholungen in den ersten Tagen. Steigern Sie sich langsam nach und nach.

3. Aktivierung der schrägen Bauchmuskulatur

Im Wochenbetttraining spielen die schrägen Bauchmuskeln eine weitaus wichtigere Rolle als die geraden, weil das Training der schrägen Bauchmuskulatur die Rückbildung der Rektusdiastase (siehe links) unterstützt. In den ersten Tagen nach der Entbindung reicht es jedoch völlig aus, diese Muskelgruppe zu aktivieren, um sie wieder zu erspüren.

Auch hier gilt: Am Anfang nur wenige langsame, aber bewusste Übungswiederholungen, nach einigen Tagen, wenn Sie sich wieder kräftiger fühlen, langsam die Wiederholungsanzahl steigern.

Legen Sie sich in Seitenlage, der Kopf liegt am Boden, Ihre Beine sind angewinkelt. Nun die Faust des oberen Armes vor der Brust auf dem Boden aufsetzen. Atmen Sie ein, und drücken Sie dabei die Bauchdecke heraus. Danach, beim Ausatmen, ziehen Sie wieder das Schambein in Richtung Bauchnabel, indem Sie den Bauch anspannen und den Nabel zur Wirbelsäule ziehen. Gleichzeitig, während des Ausatmens, die Faust vor Ihrer Brust in den Boden drücken.

Nach einer kurzen Spannungsphase wieder einatmen, die Spannung lösen, das Ganze einige Male wiederholen.

Danach drehen Sie sich auf die andere Seite und führen alles noch einmal durch.

4. Aktivierung der Beckenbodenmuskulatur: Die Seeanemone

Die »Seeanemone« eignet sich besonders gut, um den Beckenboden, der in der Schwangerschaft und bei der Geburt besonders beansprucht und strapaziert wurde, wieder zu aktivieren. Auch wenn Sie in der ersten Zeit bei den Beckenbodenübungen das Gefühl haben, dass sich nichts tut, machen Sie trotzdem weiter. Die Nervenimpulse werden auf jeden Fall an die jeweiligen Muskelgruppen weitergeleitet, und der Muskel reagiert, wenn auch zu Beginn nur minimal. Nach einigen Wochen bessert sich der Zustand und Sie können Ihre Beckenbodenmuskulatur wieder bewusst einsetzen.

Sie liegen auf dem Rücken, Beine gestreckt oder angewinkelt, und stellen sich vor, Ihre Vagina sei eine Seeanemone: Erst spannen Sie leicht die Scheidenmuskulatur an und lockern sie gleich darauf. Es handelt sich hier um eine weiche, harmonische Bewegung des Schließens und Öffnens, ein ständiger Wechsel von sanfter An- und Entspannung.

Wiederholen Sie die Übung, solange Sie diese nicht als sehr anstrengend empfinden.

5. Aktivierungsübung im Vierfüßlerstand

Diese Übung ist erst ab dem fünften Wochenbetttag sinnvoll, wenn Sie bereits ein wenig Gefühl für Beckenboden und Bauchmuskeln entwickelt haben.

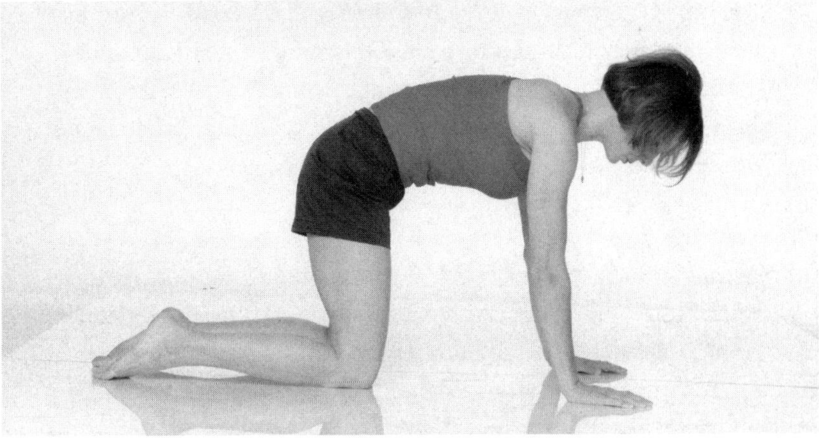

Bauchmuskelaktivierung im Vierfüßlerstand

Gehen Sie in den Vierfüßlerstand, und ziehen Sie, während Sie ausatmen, Ihr Schambein Richtung Bauchnabel. Achten Sie unbedingt darauf, dass dabei der Rücken immer gerade bleibt.

Gleichzeitig drücken Sie die linke Hand und das rechte Knie in den Boden. Anschließend einatmen, die Spannung in den Bauchmuskeln lösen und beim nächsten Ausatmen, während Sie Ihr Schambein zum Nabel ziehen, die rechte Hand und das linke Knie in den Boden drücken.

Wiederholen Sie die Übung auf beiden Seiten einige Male. Achten Sie bitte darauf, dass Sie diese Übung langsam und mit Gefühl durchführen. Am besten, Sie schließen dabei die Augen.

6. Kissenübung

Sie liegen mit aufgestellten Beinen auf dem Rücken und haben ein Kissen zwischen den Knien eingeklemmt. Nun pressen Sie beim Ausatmen fest die Fersen gegen den Boden und spannen gleichzeitig den Beckenboden an. Beim Einatmen die aufgebaute Spannung lösen und die Übung einige Male wiederholen.

7. Lift fahren

Es macht Sinn, diese Übung nach ungefähr einer Woche auszuprobieren, aber erst dann, wenn Sie mit Hilfe der »Seeanemone« (siehe Seite 52) ein wenig Gefühl für die Beckenbodenmuskulatur entwickelt haben.

Anfangs empfiehlt es sich, im Liegen zu üben, später können Sie die »Lift-Übung« auch während des Stillens oder im

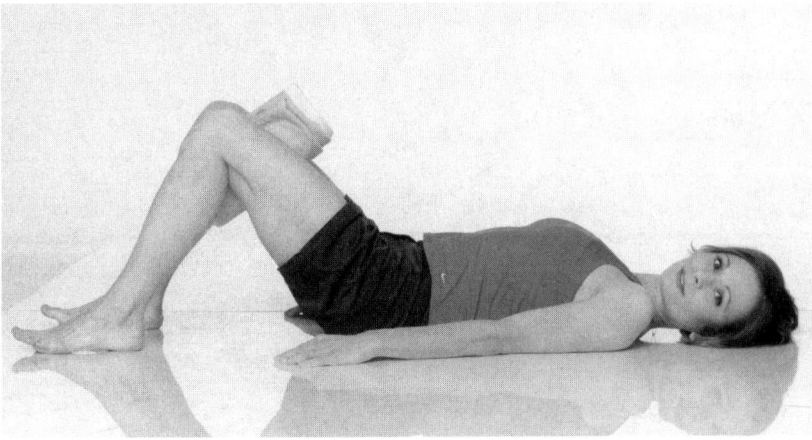

Die richtige Haltung bei der Kissenübung

Stehen, zum Beispiel während Sie in der Warteschlange an der Kasse stehen, machen.

Stellen Sie sich vor, Ihre Scheide sei ein Lift. Spannen Sie sie an, so, als ob Sie in den ersten Stock fahren würden. Dann mehr anspannen, bis Sie sich sozusagen im 2. Stock befinden. Schließlich kneifen Sie so fest Sie können zusammen: Sie fahren in den 3. Stock. Kurz die Spannung halten, danach vorsichtig lösen.

Wiederholen Sie die Übung ungefähr fünf Mal, steigern Sie die Anzahl der Wiederholungen kontinuierlich.

8. Die Spannung im Beckenboden halten

Nun haben Sie, nach ca. einer Woche, ein wenig Gefühl für den Beckenboden bekommen. Eine ausgezeichnete Übung, die weiter zur Stärkung dieses wichtigen Muskels beiträgt, kann

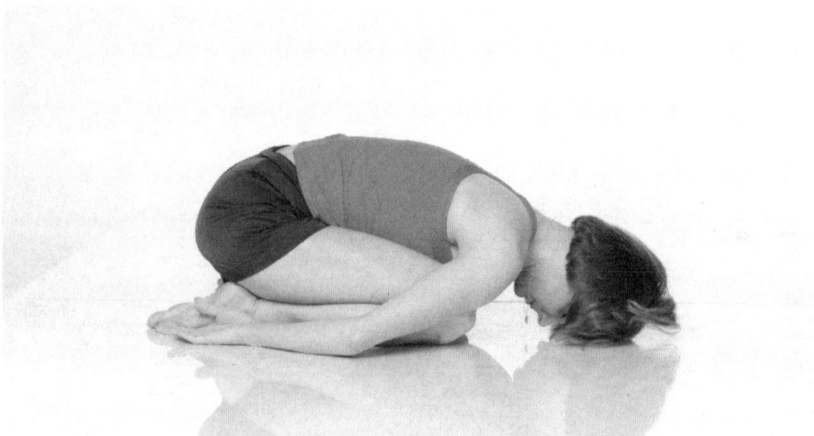

Entspannungsübung 1: Die Embryonalhaltung

man tatsächlich immer und überall durchführen. Das ist vor allem in der ersten Zeit mit einem Baby von großem Vorteil.

Sie liegen, sitzen oder stehen und spannen für etwa zehn Sekunden so fest Sie können den Beckenboden an. Während der Anspannung unbedingt weiteratmen. Danach langsam die aufgebaute Spannung lösen. Einige Male wiederholen.

9. Entspannungsübung 1

Wenn Sie die Zeit finden, sollten Sie nach den Kräftigungsübungen eine oder zwei Entspannungsübungen machen, der Körper sollte schließlich die Möglichkeit haben, sich nach getaner Arbeit zu regenerieren und zu erholen. Doch auch wenn Sie zu müde zum Trainieren sind, sind Entspannungsübungen ideal, um Kraft zu tanken.

Gehen Sie, wie auf dem Bild gezeigt, in die Embryonalhal-

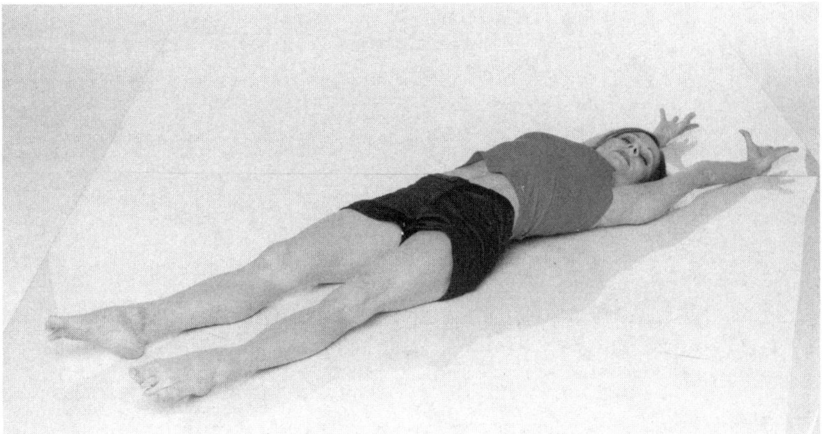

Entspannungsübung 2: Anspannen und strecken entspannt

tung, die Stirn liegt auf dem Boden auf, die Arme neben dem Körper. Schließen Sie die Augen, und atmen Sie langsam und bewusst ein und aus. Heben und senken Sie dabei die Bauchdecke. Nach einer Minute fühlen Sie sich wie neugeboren!

10. Entspannungsübung 2

Legen Sie sich auf den Boden oder ins Bett, und strecken Sie die Arme über den Kopf. Versuchen Sie nun alle Muskeln anzuspannen und den Körper dabei so weit wie möglich zu strecken. Kurz die Spannung halten und plötzlich lösen. Einige Male tief atmen und die Übung ein paar Mal wiederholen.

Das mittlere Wochenbett – Aufbau von Kraft

Das mittlere Wochenbett beginnt ungefähr am elften Tag nach der Entbindung und dauert bis zum Ende der achten Woche. In dieser Zeit wird der Körper weiter Schritt für Schritt zurück in seine alte Form gebracht: Wasser, das das Bindegewebe ausgepolstert hat, wird weiter vermehrt ausgeschieden, bis am Ende des mittleren Wochenbettes der alte »vorschwangerschaftliche« Stand wieder erreicht ist. Die Zellsubstanz wird verringert (z. B. zieht sich die Haut über der Bauchdecke langsam wieder zusammen), innere Organe, die durch das wachsende Baby verschoben wurden, nehmen wieder ihren ursprünglichen Platz im Bauchraum ein.

Gegen Ende des mittleren Wochenbettes hat die junge Mutter meist wieder mehr Energie. Schließlich haben sich die ersten Turbulenzen mit dem Neuankömmling bereits gelegt, und ein gewisser Alltagsablauf hat sich mehr oder weniger eingestellt.

Die eine oder andere Frau wird möglicherweise noch Probleme mit der Kaiserschnittnarbe haben, aber ab etwa der sechsten Woche sollte diese so gut verheilt sein, dass mit der Rückbildungsgymnastik begonnen werden kann.

Ab der dritten Woche nach der Geburt kann man auch beginnen, die schrägen Bauchmuskeln zu trainieren, allerdings

Tipp

Sie müssen keineswegs immer alle Übungen machen. Suchen Sie sich aus jedem Bereich zwei bis vier aus, und führen Sie diese gewissenhaft durch. Es reicht völlig, wenn Sie täglich ca. zehn Minuten dafür erübrigen. Wechseln Sie die Übungen jedoch immer wieder ab.

unter einer Voraussetzung: Die Beckenbodenmuskulatur muss eine gewisse Stabilität aufweisen. Dies ist dann der Fall, wenn Sie Ihren Beckenboden bewusst wahrnehmen und steuern können.

Ein Beispiel dafür: Beim Harnlassen können Sie den Harnstrahl ohne Probleme stoppen.

Allerdings rate ich Ihnen dringend davon ab, vor der 16. Woche nach der Geburt Ihre gerade Bauchmuskulatur zu kräftigen. Wie bereits erwähnt, hat die zu frühe Kräftigung der geraden Bauchmuskeln nur eine Erweiterung der Rektusdiastase (siehe Seite 50) zur Folge, und das ist kontraproduktiv.

Dieses Rückbildungsprogramm unterstützt nicht nur weiterhin die Rückbildung des Beckenbodens und der Gebärmutter, sondern baut außerdem sanft die Basiskraft der wichtigen Muskelgruppen (Bauch, Beine) auf.

Die von mir vorgestellten Übungen teilen sich in vier Bereiche: Beckenbodenmuskulatur, Bauchmuskulatur, Beinmuskulatur und Entspannung. Zu jedem der ersten drei Bereiche gibt es sechs verschiedene Übungen, für die Entspannung habe ich drei Übungen ausgesucht.

Übungen für den Beckenboden

Diese Übungen bauen auf denen des Frühwochenbettprogramms auf. Bevor Sie die hier beschriebenen ausführen, sollten Sie bereits eine Grundspannung im Beckenboden spüren und die Übungen aus dem vorherigen Übungsprogramm mindestens eine Woche lang geübt haben.

Achten Sie unbedingt auf die richtige Atmung: Beim Anspannen des Beckenbodens immer ausatmen, beim Entspannen einatmen.

Wichtig ist auch, dass Sie die Atempause, also die Pause zwischen Aus- und Einatmen, bewusst wahrnehmen und den Atemreflex abwarten. Das heißt, warten Sie so lange ab, bis Ihr Körper von selbst einatmet.

Weiter sollten Sie keinesfalls den Atem während einer bestehenden Anspannung anhalten, sondern den Atem locker weiter fließen lassen. Lassen Sie außerdem niemals eine bestehende Anspannung plötzlich los, sondern entspannen Sie Ihren Beckenboden immer langsam und mit Gefühl.

Je kräftiger die Beckenbodenmuskulatur wird, umso länger werden Sie in der Lage sein, die während einer Übung maximal aufgebaute Spannung einige Sekunden lang zu halten und diese erst danach zu lösen. Je länger Sie in der maximalen Anspannung bleiben, umso länger sollte auch die Pause zwischen den einzelnen Wiederholungen sein. Wenn Sie also die Spannung drei Sekunden halten können, dann entspannen Sie sich ca. sechs Sekunden, bis Sie eine neue Wiederholung durchführen.

Und noch ein wichtiger Tipp: Überfordern Sie sich nicht!

Wenn Sie das Gefühl haben, die Muskulatur ist ermüdet, dann lassen Sie es gut sein, auch wenn Sie nicht die vorgeschriebene Wiederholungsanzahl geschafft haben. Viel wichtiger ist es, die Übungen korrekt durchzuführen.

1. Beckenbodenübung auf dem Hocker 1

Sie sitzen aufrecht auf den Sitzbeinhöckern auf einem Hocker und strecken die Arme seitlich aus. Nun atmen Sie ein und spannen dabei leicht den Beckenboden an. Danach atmen Sie langsam aus, verschränken die Arme vor der Brust, rollen den Kopf ein und machen einen Katzenbuckel. Gleichzeitig steigern Sie die Spannung in der Beckenbodenmuskulatur weiter. Danach wieder einatmen und in die Ausgangsposition zurückkehren, während Sie die Spannung weiter

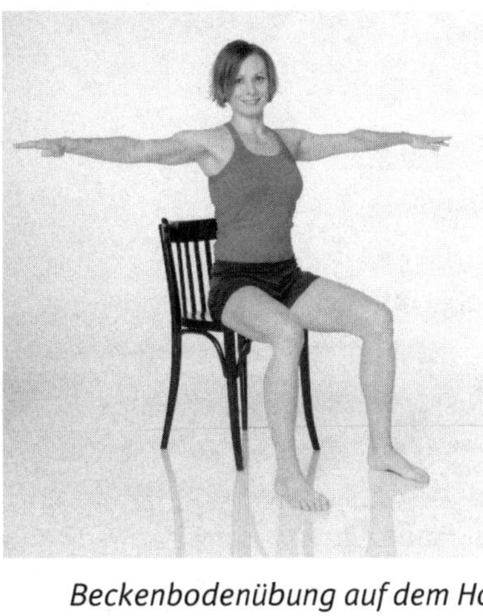

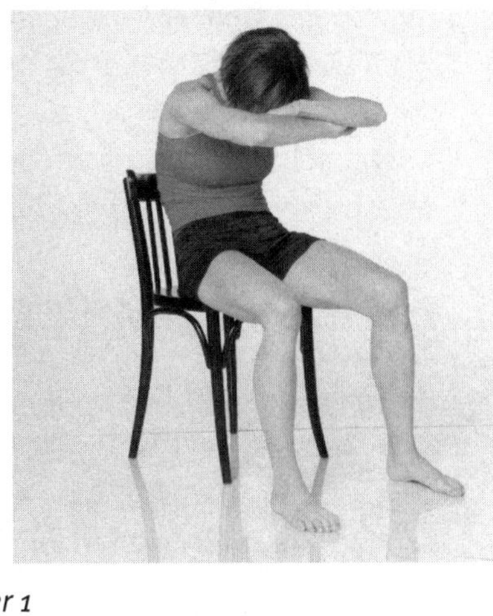

Beckenbodenübung auf dem Hocker 1
links: Die Ausgangsposition; rechts: Die Katzenbuckelposition

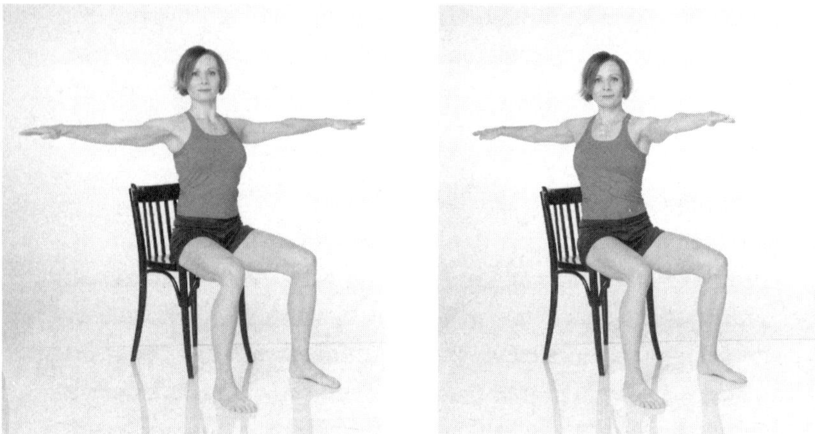

Beckenbodenübung auf dem Hocker 2
links: Die Ausgangsposition; rechts: Die Drehung

aufbauen. Wiederholen Sie diesen Bewegungsablauf so lange, bis Sie das Gefühl haben, dass Sie die Spannung nicht mehr steigern können.

Danach langsam lösen und vor der nächsten Wiederholung eine entsprechend lange Pause einlegen.

2. Beckenbodenübung auf dem Hocker 2

Sie sitzen wieder gerade auf dem Hocker und strecken beide Arme seitlich aus. Nun atmen Sie ein und drehen dabei den Oberkörper mit den Armen nach links. Währenddessen spannen Sie den Beckenboden ein wenig an. Beim Ausatmen drehen Sie sich wieder zur Mitte zurück und erhöhen die Spannung der Beckenbodenmuskulatur weiter. Beim nächsten Einatmen nach rechts drehen und wieder die Spannung erhöhen. Steigern Sie die Spannung des Beckenbodens bei jeder Oberkörperdrehung so lange, bis es nicht mehr geht. Bitte vergessen Sie nicht, eine Pause zwischen den einzelnen Übungen einzulegen.

3. Beckenboden-Übungsfolge

Diese Übungsfolge für die Muskulatur des Beckenbodens besteht aus fünf einzelnen, aufeinanderfolgenden Übungen. Die Reihenfolge ist so aufgebaut, dass die Spannung des Beckenbodens langsam aufgebaut wird und bei der letzten Übung die höchste Intensität erreicht. Aus diesem Grund wird die Muskulatur mehr gefordert als bei der Ausführung von einzelnen Übungen. Daher sollten Sie nicht zu viele Wiederholungen der Übungsfolge hintereinander machen und entsprechend lange Pausen einfügen. Anfangs sind drei bis vier Durchgänge absolut ausreichend. Weitaus wichtiger als eine hohe Anzahl Wiederholungen ist die richtige Durchführung der einzelnen Übungsschritte.

- Legen Sie sich auf den Boden, stellen Sie die Beine angewinkelt auf, und legen Sie die Arme neben den Oberkörper. Atmen Sie nun aus, und ziehen Sie gleichzeitig das Schambein Richtung Bauchnabel und den Bauchnabel Richtung Wirbelsäule. Beim Einatmen die Spannung langsam lösen.
- Atmen Sie nun wieder aus, ziehen Sie den Bauchnabel Richtung Boden, das Schambein zum Nabel und drücken zusätzlich das Kreuz fest gegen den Boden, bis sich das Becken aufrichtet. In der Atempause die Spannung lösen und langsam durch die Nase einatmen.

- Anschließend ziehen Sie beim Ausatmen wiederum den Bauchnabel und das Kreuz in den Boden hinein, das Schambein nach oben. Zusätzlich spannen Sie noch die Pobacken so fest wie möglich an. In der Atempause wieder vorsichtig die Spannung lösen und tief einatmen.
- Schließlich beginnen Sie wie bei den vorherigen Übungen mit Bauchdecke einziehen – das Kreuz gegen den Boden drücken – das Schambein hochziehen – die Pobacken zusammenkneifen. Außerdem spannen Sie ganz bewusst die Beckenbodenmuskulatur an und versuchen diese hochzuziehen. In der Atempause wieder die Spannung lösen.
- Nach einer längeren Pause können Sie diese Folge von Übungen noch drei, vier Mal wiederholen.

4. Die Sitzbeinhöcker schwingen

Sie sitzen gerade auf einem Stuhl, lehnen sich nicht an und heben den linken Sitzbeinhöcker ein wenig vom Stuhl weg. Nun schwingen Sie den Höcker ungefähr zehn Mal vor und zurück. Die Bewegung ist sehr fließend, stellen Sie sich vor, der Sitzbeinhöcker würde hin und her pendeln. Setzen Sie dann die linke Gesäßhälfte wieder auf der Sitzfläche ab, und wechseln Sie zur rechten Seite.

Wenn Sie die Übung ein wenig erschweren wollen, dann versuchen Sie Folgendes: Halten Sie jenen Sitzbeinhöcker, der in der Luft schwingt, mit Ihrer Handfläche fest, und geben Sie ihm so zusätzlich Schwung.

5. Beckenbodenübung

Begeben Sie sich in Rückenlage und strecken die Beine nach oben, die Fersen zeigen zur Zimmerdecke. Nun versuchen Sie die Afterschließmuskeln fest anzuspannen. Dann lösen Sie die Spannung und wiederholen das Ganze zehn Mal. Anschließend versuchen Sie den vorderen Schließmuskel im Wechsel zehn Mal anzuspannen und zu lösen. Schließlich spannen Sie beide gemeinsam zehn Mal an und lassen locker. Achten Sie auch bei dieser Übung auf eine regelmäßige Atmung.

6. Beckenbodenübung

Legen Sie sich auf den Rücken, ziehen Sie beide Beine angewinkelt zum Gesäß, und stellen Sie die Fußsohlen auf dem Boden auf. Bauch-, Beckenboden- und Gesäßmuskulatur anspannen, den Bauchnabel Richtung Boden ziehen. Nun beide Beine nach rechts kippen, danach zurück in die Ausgangsposition bringen, entspannen und anschließend nach links kippen. Achten Sie bei dieser Übung darauf, dass die Schulterblätter immer in Bodenkontakt bleiben. Führen Sie pro Seite acht bis zehn Wiederholungen aus.

Übungen für die Bein- und Gesäßmuskulatur

Welche Frau will keine schönen Beine haben? Die meisten Frauen, die ich als Personal Coach trainiere, legen sehr großen Wert auf ein individuell auf ihren Körpertyp abgestimmtes Bein- und Gesäßtraining. Das Wichtigste ist erst einmal zu wissen, dass Frauen leider vor allem in diesen beiden Körperregionen Fett speichern, im Gegensatz zu Männern, die eher um die Leibesmitte zunehmen. Außerdem ist das weibliche Bindegewebe weicher und nachgiebiger, was sehr schnell zu den so genannten Schwangerschaftsstreifen, in der Fachsprache »Striae« genannt, und zu Zellulite führen kann.

Durch die extreme hormonelle Veränderung während einer Schwangerschaft wird das Gewebe rund um die weiblichen »Problemzonen« durch Wassereinlagerungen noch mehr aufgelockert, und Fettpölsterchen, die für das Stillen gespeichert werden, sammeln sich ebenfalls genau an diesen Stellen an.

Ein weiteres Problem haben viele Schwangere mit Krampfadern und/oder Besenreisern, weil das venöse Blut nur schwer aus den Beinen in den Körper zurückfließen kann und so zu Schwellungen führt.

Nach der Geburt des Babys, wenn sich das Blutvolumen wieder verringert hat, wird es Zeit, etwas für diese Körperregionen zu tun. Leider gibt es bis heute noch keine Übungen, die bereits bestehende Krampfadern zum Verschwinden bringen, man kann jedoch mit den einfachsten Übungen vorbeugen bzw. eine mögliche Verschlechterung vermeiden.

Die folgenden sechs Übungen können Sie gerne hintereinander machen, aber auch immer wieder zwischendurch in Ihren Tagesablauf integrieren.

Anfangs empfehle ich Ihnen allerdings, nicht alles auf einmal nachzuturnen. Erstens wäre ein schmerzhafter Muskelkater vorprogrammiert. Zweitens werden Sie mit großer Wahrscheinlichkeit die Übungen nicht hundertprozentig korrekt durchführen können, da die Bein- und Gesäßmuskulatur erst langsam aufgebaut werden muss.

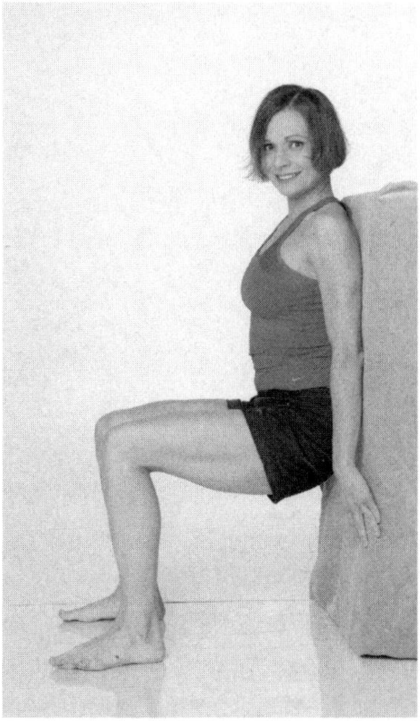

Die Endposition der Hockeübung

1. Hocke

Diese Übung können Sie ganz leicht immer und überall durchführen, das Einzige, was Sie dazu benötigen, ist eine gerade Wand. Am Anfang werden Sie nur einige Sekunden in der Endposition verweilen können. Das macht überhaupt nichts, Sie werden sich wundern, wie schnell Ihre Bein- und Gesäßmuskulatur durch diese einfache Übung kräftiger und fester wird. Stellen Sie sich schulterbreit mit dem Rücken zu einer Wand, ca. einen Meter von der Wand entfernt, die Zehenspitzen gerade nach vorne gerichtet. Lehnen Sie sich nun mit dem Rücken gegen die Wand. Drücken Sie dann das Kreuz fest in

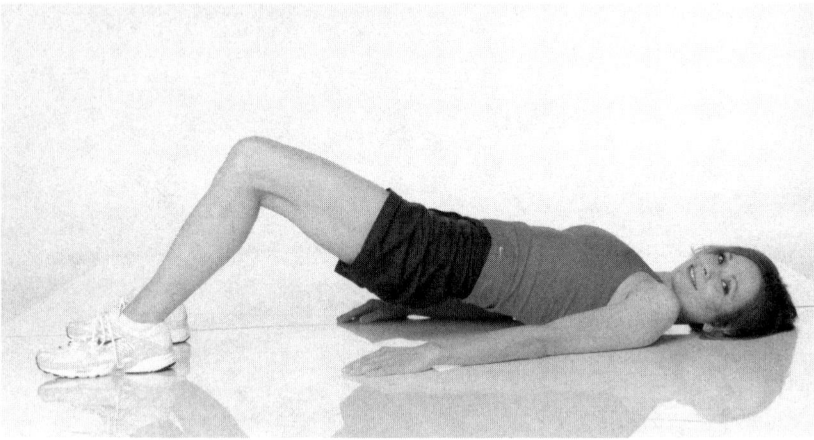

Die Endposition der Brückenübung 1

die Wand hinein, ziehen Sie das Schambein leicht zum Nabel, und spannen Sie den Beckenboden an. Nun winkeln Sie langsam die Knie immer weiter an, rutschen dabei vorsichtig mit dem Rücken die Wand entlang abwärts, und bringen das Becken und den Oberkörper so tief, dass Sie sich am Schluss in einer rechtwinkeligen Hocke befinden (siehe Foto Seite 67).

Achten Sie bitte unbedingt darauf, dass sich Ihre Knie über den Zehenspitzen befinden, dass die Knie im rechten Winkel angewinkelt sind und dass das Kreuz in Kontakt mit der Wand bleibt. Verteilen Sie Ihr Körpergewicht gleichmäßig auf beide Füße. Atmen Sie regelmäßig ein und aus, und halten Sie diese Position, so lange Sie dies in korrekter Körperhaltung schaffen.

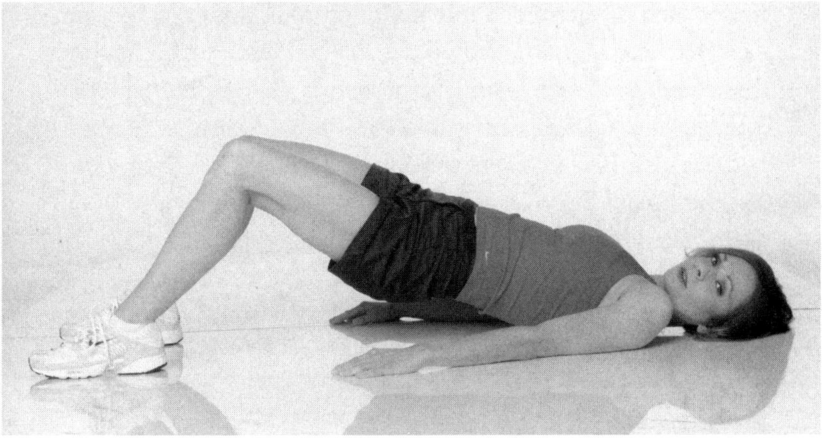

Das Becken hochziehen – nach rechts und nach links: Brückenübung 2

2. Brücke 1

Legen Sie sich auf den Rücken, winkeln Sie beide Beine an, und stellen Sie sie schulterbreit auf dem Boden ab. Legen Sie Ihre Arme seitlich neben den Oberkörper, und ziehen Sie das Schambein zum Bauchnabel. Heben Sie nun das Becken hoch, indem Sie die Gesäßmuskulatur fest anspannen. Bleiben Sie in der Endposition, und spannen Sie zusätzlich, während Sie ausatmen, den Beckenboden an. Beim nächsten Einatmen lösen Sie sowohl die Spannung im Beckenboden als auch die Spannung im Gesäß und bringen das Becken langsam zum Boden. Einige Male wiederholen.

3. Brücke 2

Legen Sie sich auf den Rücken, die Beine schulterbreit angewinkelt, die Füße auf dem Boden abgestellt. Ihre Arme befinden sich seitlich neben dem Oberkörper. Spannen Sie nun den Beckenboden an, ziehen das Schambein zum Nabel und den Nabel zur Wirbelsäule. Dann heben Sie das Becken etwa 20 Zentimeter vom Boden weg. Von dieser Position aus ziehen Sie das Becken abwechselnd erst auf der rechten, dann auf der linken Seite hoch, so als ob Sie es schaukeln würden. Wenn Sie die rechte Beckenseite hochziehen, spannen Sie zusätzlich die rechte Pobacke an, dann zurück zur Mitte, links hochziehen und gleichzeitig die linke Pobacke anspannen. Wiederholen Sie die Übung pro Seite ca. zehn Mal.

4. Wadenübung

Diese einfache, aber sehr effektive Übung trainiert nicht nur die Wadenmuskulatur, sondern auch das Gesäß. Außerdem hilft sie, Krampfadern vorzubeugen, da das venöse Blut durch die Anspannung der Wadenmuskulatur aus den Füßen zurück in den Körper gepumpt wird. Ich persönlich liebe diese Übung, weil ich sie meist im Supermarkt in der Warteschlange mache, weil sie so viel bringt und es kaum auffällt, wenn man sie in der Öffentlichkeit macht.

Stellen Sie sich schulterbreit hin, die Zehenspitzen zeigen nach vorn. Nun das Schambein hochziehen, den Nabel zur Wirbelsäule drücken und den Beckenboden anspannen. Ziehen Sie nun die Fersen hoch, spannen auch noch die Gesäßmuskulatur an, und gehen Sie in den Zehenspitzenstand. Verweilen Sie in dieser Position einige Sekunden, atmen Sie jedoch unbedingt weiter. Danach vorsichtig die Spannung im Bauch- und Beckenraum lösen und in die Ausgangsposition zurückkehren. Wiederholen Sie diese Übung einige Male.

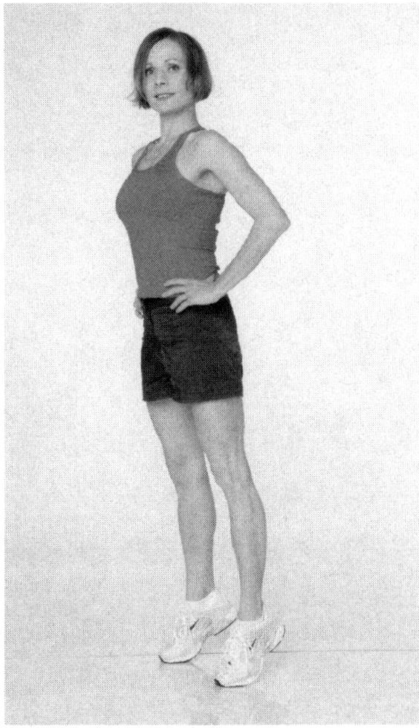

Wadenübung: Anspannung im Zehenspitzenstand

5. Übung in Seitenlage 1

Legen Sie sich in Seitenlage auf den Boden, die Beine im rechten Winkel zum Oberkörper, Ihr Kopf ruht auf dem Oberarm. Stützen Sie den freien Arm vor der Brust auf dem Boden ab. Ziehen Sie bewusst den Bauchnabel ein und das Schambein hoch, und spannen Sie die Beckenbodenmuskulatur an. Nun strecken Sie das obere Bein nach vorne aus, wobei der Oberschenkel des oberen über dem Oberschenkel des unteren Beines schwebt. Heben Sie nun das gestreckte Bein (das Knie ist nicht ganz durchgestreckt!) ca. zehn Zentimeter in die Höhe, danach wieder senken (siehe Foto Seite 72). Atmen Sie aus,

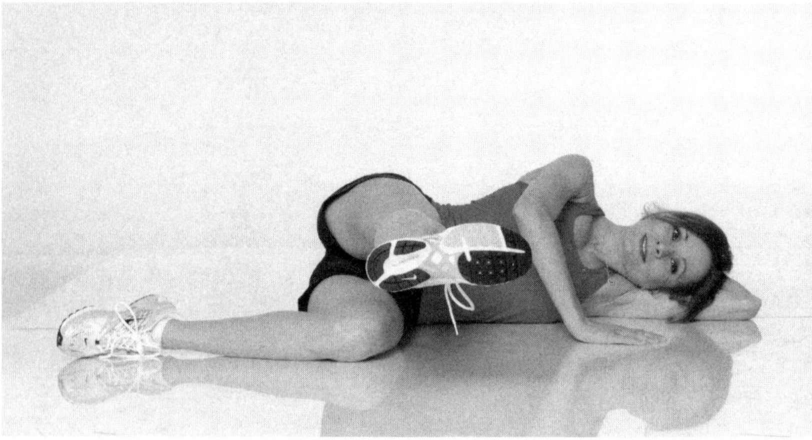

Seitenlage 1: Die richtige Haltung beim Ausstrecken des Beines

während Sie das Bein hochziehen, und ein, wenn Sie das Bein absenken. Beginnen Sie mit zehn Wiederholungen, und wechseln Sie anschließend die Seite.

Tipp

Lassen Sie während der Übung den oberen Arm immer auf dem Boden vor der Brust abgestützt, damit Sie Ihre Wirbelsäule vor Fehlbelastungen durch falsche Körperhaltung schützen und Sie auch wirklich den Gesäßmuskel fordern.

6. Übung in Seitenlage 2

Legen Sie sich in Seitenlage auf den Boden. Ihre Beine liegen im rechten Winkel zum Oberkörper, Ihr Kopf ruht auf dem

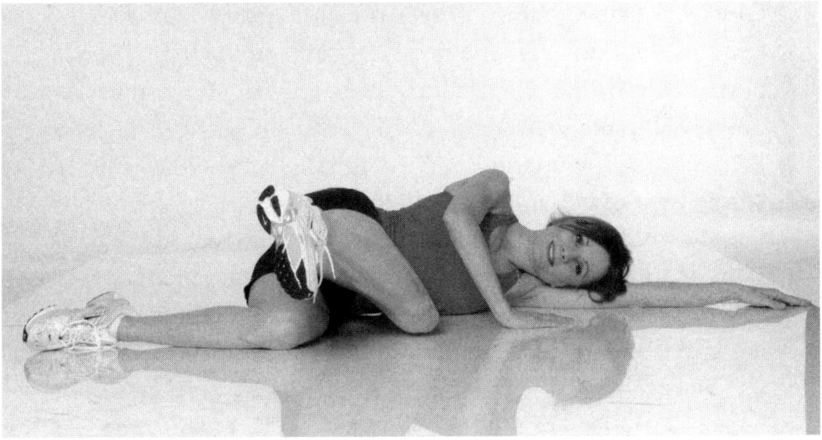

Seitenlage 2: Das Knie richtig anwinkeln

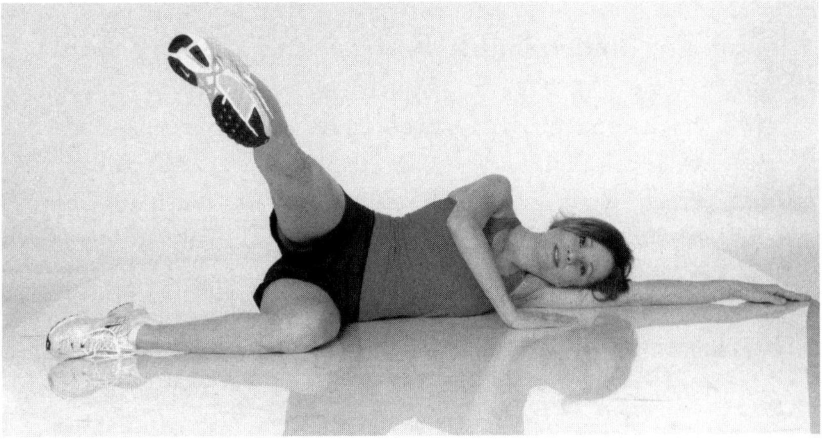

Seitenlage 2: Das Bein richtig vorstrecken

Oberarm. Stützen Sie den freien Arm auf dem Boden ab. Ziehen Sie den Bauchnabel ein, das Schambein hoch, und spannen Sie die Beckenbodenmuskulatur an. Heben Sie nun das obere Bein, und ziehen Sie das Knie Richtung Boden (siehe Foto Seite 73 oben). Stoßen Sie dann die Ferse dieses Beines schräg hinauf, indem Sie das Bein, durchstrecken (siehe Foto Seite 73 unten). In der Endposition befindet sich das obere Bein in einem Winkel von ca. 45 Grad zum Boden. Anschließend das Bein wieder anwinkeln und das Knie Richtung Boden ziehen. Wiederholen Sie diese Bewegung ca. zehn Mal und wechseln Sie anschließend die Seite. Wenn Sie das Gefühl haben, dass der Gesäßmuskel stärker wird, können Sie die Wiederholungsanzahl schrittweise erhöhen.

Übungen für den Bauch

Drei Wochen nach der Geburt – es sei denn, Sie haben per Kaiserschnitt entbunden – können beziehungsweise sollten die schrägen Bauchmuskeln vorsichtig gekräftigt werden. Der Aufbau der schrägen Bauchmuskulatur ist deshalb so wichtig, weil diese Muskelgruppe hilft, die Rektusdiastase zu verringern und die Lendenwirbelsäule zu stützen. Tatsache ist, dass wir ohne unsere Bauchmuskeln nicht einmal stehen, geschweige denn gehen könnten.

Fast alle Übungen für die schräge Bauchmuskulatur führt man in der Rückenlage mit aufgestellten Beinen aus, um ein Hohlkreuz zu vermeiden. Um raschen, sichtbaren Erfolg zu haben, sollten Sie unbedingt die folgenden Tipps befolgen:

Tipps

- Es ist notwendig, vor jeder einzelnen Übung das Steißbein zum Bauchnabel zu ziehen und den Beckenboden zu aktivieren. Wie das funktioniert, haben Sie ja bereits gelernt.
- Achten Sie bei jeder Übung darauf, dass sich die Längsmuskulatur, die sich vom Steißbein zum Brustbein zieht, nicht hinauswölbt. Das wäre dann der Fall, wenn sich bei den Bauchübungen der Bauchnabel herausstülpt.
- Atmen Sie beim Anspannen aus und beim Entspannen ein.
- Führen Sie alle Übungen langsam und ohne Schwung durch.
- Lassen Sie die Nackenmuskulatur locker.
- Das Kinn soll während der Übungsausführung mindestens 20 Zentimeter vom Brustbein entfernt sein.

Wie die Beckenbodenmuskulatur kann auch die Bauchmuskulatur täglich trainiert werden. Auch hier ist es nicht notwendig, immer alle Übungen zu machen. Suchen Sie sich für jeden Tag eine andere aus, und üben Sie sie, so lange Sie sicher sind, dass Sie beim Training eine korrekte Körperhaltung haben.

Wenn Sie einmal mehr Zeit haben und gleich einige Übungen kombinieren (z. B. Beine, Beckenboden und Bauch), dann sollten Sie die Bauchmuskeln immer zuletzt trainieren. Da die Bauchmuskulatur den gesamten Oberkörper stützt, soll sie das auch tun, während Sie Übungen für alle anderen Körperregionen ausführen. Sind die Muskeln am Bauch bereits ermüdet, laufen Sie Gefahr, bei anderen Übungen eine Fehl-

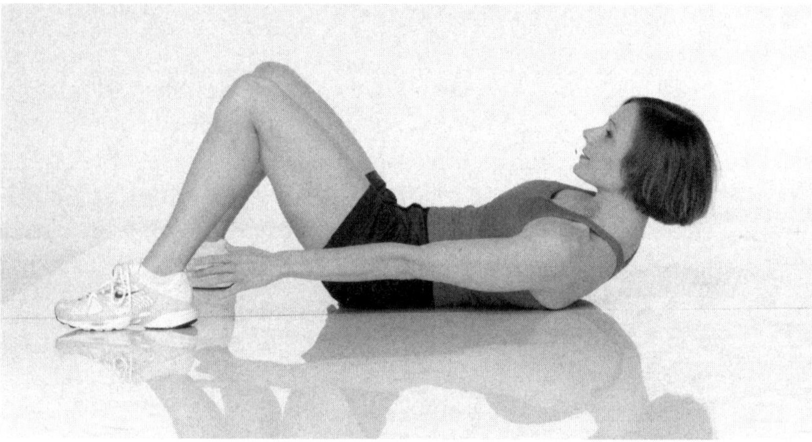

Die richtige Haltung beim Fersengreifen

haltung einzunehmen, dann erzielen Sie nicht den gewünschten Effekt.

1. Fersengreifen

Legen Sie sich in Rückenlage auf den Boden. Ziehen Sie die Beine an, und stellen Sie sie auf dem Boden ab, so dass die ganze Fußsohle den Boden berührt. Die Arme legen Sie locker neben den Oberkörper. Bevor Sie mit der eigentlichen Übung beginnen, müssen Sie erst das Becken in die richtige Position bringen und die Beckenbodenmuskulatur aktivieren: Ziehen Sie also beim Ausatmen das Schambein zum Bauchnabel, gleichzeitig den Bauchnabel Richtung Wirbelsäule und spannen Sie dabei leicht den Beckenboden an. Danach atmen Sie ein. Heben Sie nun, während Sie ausatmen, langsam den Kopf und die Arme. Dann greifen Sie mit der rechten Hand

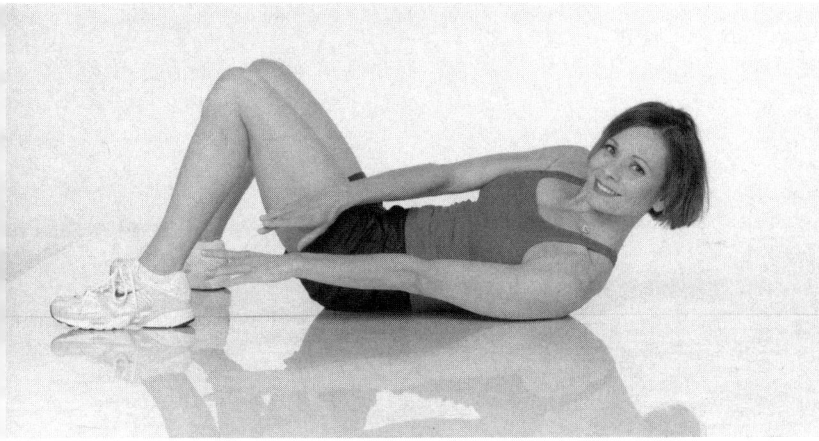

Die richtige Haltung bei der seitlichen Hebeübung

zur rechten Ferse. Lösen Sie beim Einatmen die Spannung, und legen Sie Kopf und Arm wieder auf dem Boden ab. Wiederholen Sie das Ganze mit der linken Hand, kehren Sie dann zurück in die Ausgangsposition.

Achten Sie hier unbedingt auf eine genaue und vor allem langsame Ausführung der Übung. Werden die Übungen mit Schwung gemacht, kommt es nicht zur gewünschten Kräftigung. Führen Sie so viele Wiederholungen aus, bis Sie ein leichtes Ziehen in der Bauchmuskulatur spüren, jedoch nicht mehr als zehn.

2. Seitliche Hebeübung

Sie liegen in Rückenlage auf dem Boden, die Beine sind so weit angezogen, dass die Fußsohlen gerade auf der Unterlage aufliegen. Dann ziehen Sie die Fußspitzen hoch, ziehen das Scham-

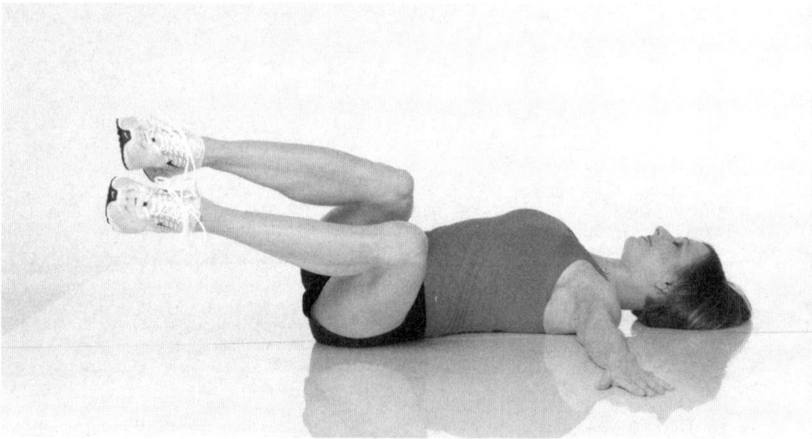

Die richtige Haltung bei der Pendelübung

bein zum Nabel und drücken die Lendenwirbelsäule fest gegen die Unterlage. Sie spannen die Beckenbodenmuskulatur an und ziehen beide Arme neben dem rechten Bein Richtung rechter Fuß. Atmen Sie dabei aus. Beim Einatmen den Körper senken, alle Muskeln lockern und die Arme wieder neben den Oberkörper legen. Beim nächsten Ausatmen beide Arme neben das linke Bein zum Fuß ziehen und wieder entspannen. Höchstens zehn langsame Wiederholungen durchführen.

3. Pendelübung

Sie liegen in Rückenlage auf dem Boden, die Arme waagrecht vom Körper weggestreckt. Ziehen Sie nun die Beine erst zum Gesäß, spannen Sie dann den Beckenboden an, und drücken Sie den Bauchnabel zur Wirbelsäule. Danach heben Sie die angewinkelten Beine über das Becken. Noch einmal bewusst den Nabel einziehen und vorsichtig beide Beine angewinkelt so weit wie möglich nach rechts bewegen, ohne dass sich eine Schulter vom Boden hebt. Vorsichtig in die Ausgangsposition zurückkehren.

Entspannen Sie sich kurz, und bringen Sie die Beine nun nach links.

Wieder zurück in die Ausgangsposition, die Spannung im Beckenboden und in der Bauchmuskulatur kontrollieren und die Übung mit Bedacht einige Male wiederholen.

Tipp

Während der gesamten Übung sollen die Schulterblätter immer in Bodenkontakt bleiben!

4. Beinkreuzen

Diese dynamische Übung kräftigt die quer liegende Bauchmuskulatur besonders intensiv: Legen Sie sich wie bei allen

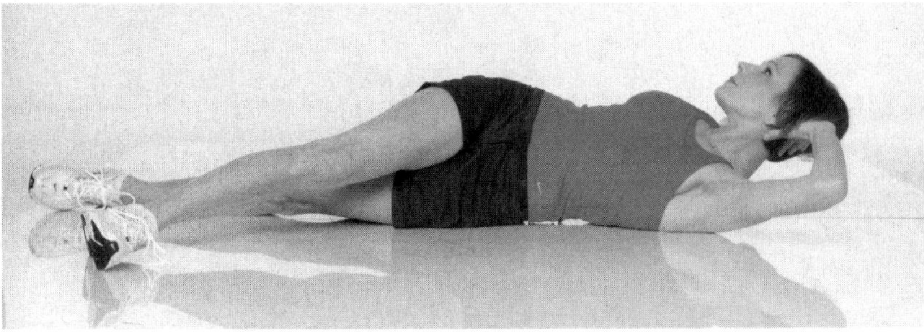

Die richtige Haltung beim Beinkreuzen

anderen Bauchübungen in die Rückenlage, und spannen Sie Bauch und Beckenboden an. Dann drehen Sie den Oberkörper leicht nach links und kreuzen das rechte Bein gestreckt nach links über das linke Bein. Der linke Arm liegt zur Seite ausgestreckt in Schulterhöhe auf dem Boden, die rechte Hand stützt den Kopf. Nun heben Sie, während Sie ausatmen, langsam den Oberkörper ein wenig hoch und senken ihn beim Einatmen wieder. Wiederholen Sie diese Bewegung einige Male, drehen Sie dann zur rechten Seiten und führen das Ganze genau so noch einmal aus.

5. Diagonale Crunches 1

Sie liegen auf dem Rücken, der Bauchnabel ist eingezogen und der Beckenboden angespannt. Winkeln Sie beide Beine an, und ziehen Sie die Fersen zum Gesäß. Verschränken Sie

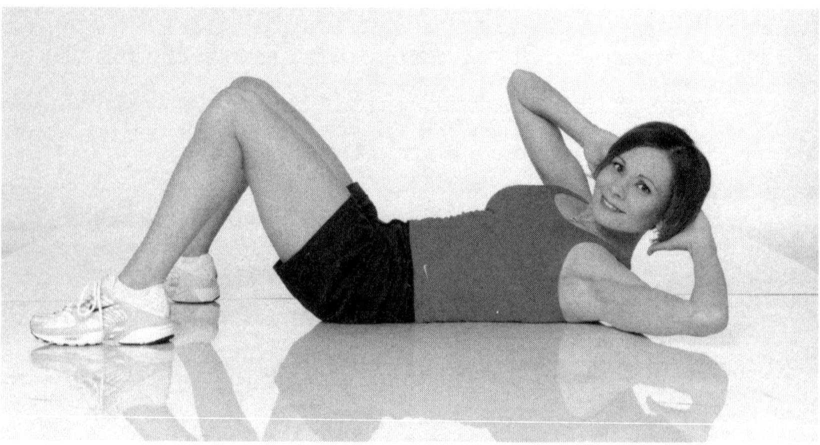

Die richtige Haltung bei diagonalen Crunches

nun beide Arme hinter dem Kopf. Achten Sie darauf, dass die Ellbogen während der Übung immer in Ohrhöhe bleiben, Sie also nicht mit Hilfe der Ellbogen die Bauchmuskelarbeit verrichten. Heben Sie nun den Oberkörper an, drücken Sie das Kreuz fest in den Boden, und drehen Sie die linke Schulter Richtung rechtes Knie (dabei ausatmen!). Beim Einatmen vorsichtig in die Ausgangsposition zurückkehren und die gleiche Bewegung mit der rechten Schulter zum linken Knie durchführen. Arbeiten Sie langsam, halten Sie die Spannung am obersten Punkt für ein, zwei Sekunden, und machen Sie nach jeder einzelnen Übungswiederholung eine kurze Pause.

6. Diagonale Crunches 2

Diese Übung baut auf der Übung Nr. 5 auf: Die Ausgangsposition und die Bewegung des Oberkörpers bleiben gleich.

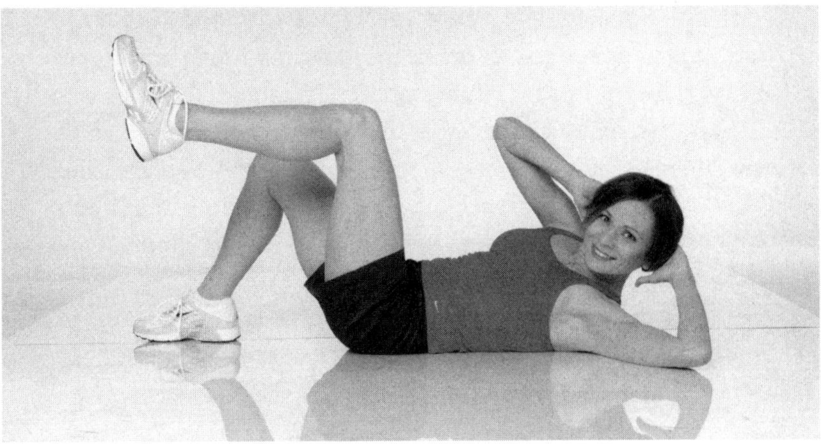

Diagonale Crunches mit Anheben des Beines

Heben Sie jedoch jedes Mal, wenn Sie eine Schulter zum diagonal entgegengesetzt liegenden Knie ziehen, dieses Bein rechtwinkelig vom Boden ab und Richtung Körper. Bei dieser Übung müssen Sie allerdings ganz besonders darauf achten, dass das Kreuz immer in Bodenkontakt bleibt.

Entspannen und relaxen

Wer sich anstrengt, der muss auch die Möglichkeit haben, sich der Anstrengung entsprechend zu entspannen. Machen Sie deshalb zwischen allen Übungen kurze Entspannungspausen. Die trainierte Muskulatur wird in der Pause mit sauerstoffreichem Blut gefüllt, das für die Gewinnung neuer Energie unbedingt erforderlich ist.

Nach jedem Workout, egal, ob kurz oder lang, haben Sie sich eine Entspannungspause verdient. Lassen Sie bitte diese Übungen niemals aus, denn sie signalisieren Ihnen und Ihrem Körper das Ende der Trainingsphase.

Selbstverständlich genügt es, eine dieser drei Übungen auszuwählen, schließlich haben Jungmütter nicht alle Zeit der Welt! Aber gönnen Sie sich diese eine Minute unbedingt! Entspannt und relaxed hat das Baby auch mehr von Ihnen.

Jede Übung dauert ca. eine Minute.

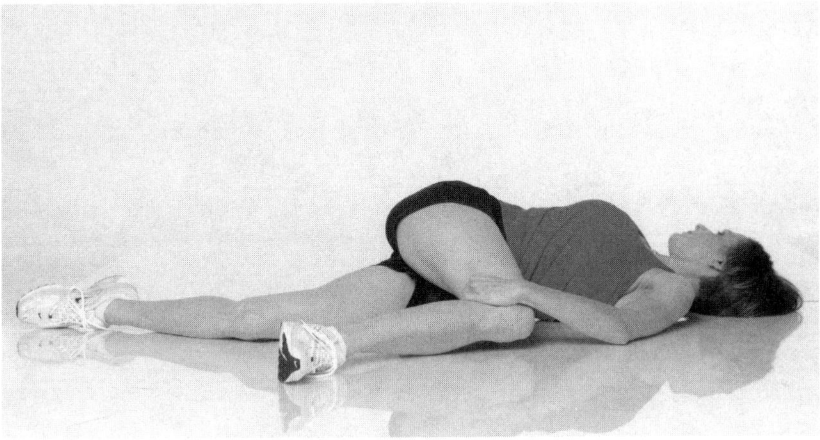

Entspannung für Brust, Gesäß und Rücken

1. Entspannung: Brust-, Gesäß- und Rückendehnung

Legen Sie sich auf den Rücken und stellen Sie beide Beine auf dem Boden auf. Dann ziehen Sie das rechte Bein mit beiden Händen zu sich, das Knie Richtung Brust. Atmen Sie währenddessen tief ein und aus. Nehmen Sie nun das rechte Knie mit der linken Hand, und führen Sie es vor dem Körper nach links. Der rechte Arm liegt im rechten Winkel auf dem Boden neben dem Oberkörper, die Schulterblätter sind während der gesamten Übung in Bodenkontakt. Verweilen Sie in der Endposition 30 Sekunden, gehen zurück in die Anfangsposition und führen die Übung mit dem linken Bein aus.

Diese Übung dehnt Ihre Brustmuskeln, die Rückenmuskeln und auch die Gesäßmuskeln. Mir half sie in der Anfangszeit, meine schlimmen Rückenschmerzen, die ich durch eine falsche Stillhaltung bekommen hatte, zu lindern.

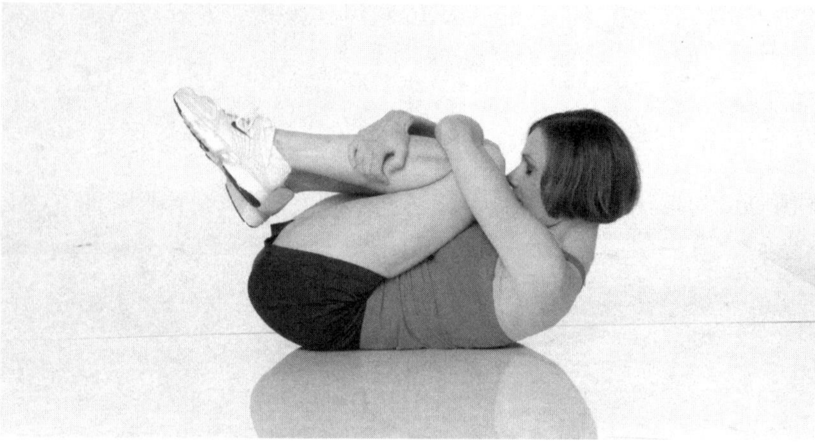

Entspannung für den Rücken

2. Rückenentspannung

Sie liegen wieder auf dem Rücken und ziehen beide Knie ganz nah zur Brust. Umfassen Sie nun beide Beine mit den Armen, atmen Sie tief durch die Nase ein, und ziehen Sie beim Ausatmen langsam den Kopf hoch zu den Knien. Atmen Sie in dieser Position einige Male tief durch, und gehen Sie dann vorsichtig wieder in die Grundposition. Wiederholen Sie diese Übung einige Male.

3. Atemübung

Setzen Sie sich bequem in den Türkensitz. Achten Sie jedoch darauf, dass Sie auf beiden Sitzbeinhöckern aufsitzen. Legen Sie anschließend die Hände auf Ihre Knie, und atmen Sie tief durch die Nase ein. Schließen Sie die Augen, und versuchen Sie zu spüren, wie die eingeatmete Luft in Ihren Körper

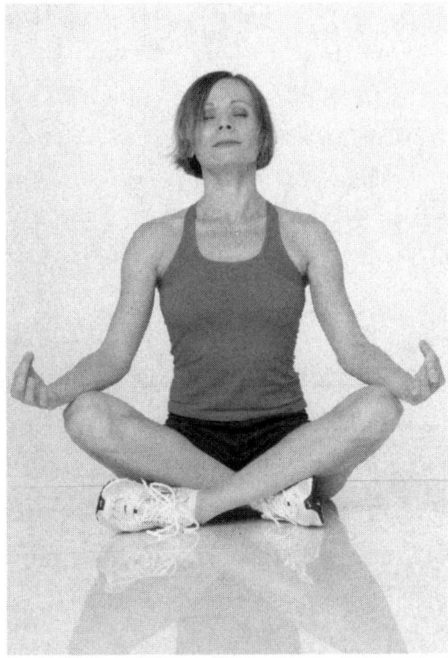

Atemübung im Türkensitz

strömt und ihn belebt. Auch während Sie ausatmen, bleiben beide Augen geschlossen. Sie konzentrieren sich immer noch auf Ihre Atmung und spüren, wie die Luft langsam und ohne Anstrengung Ihren Körper verlässt. Warten Sie nun ganz bewusst die Atempause und den automatisch einsetzenden Atemreflex ab.

Ich versuche während dieser Entspannungsübung, die ich immer dann mache, wenn ich mich besonders ausgelaugt fühle, an nichts anderes als an meine Atmung zu denken. Das hilft mir, binnen kürzester Zeit den Kopf wieder klar zu kriegen. Außerdem vertreibt der bewusst eingeatmete Sauerstoff die ärgste Müdigkeit und manchmal auch schlimme Kopfschmerzen.

Das Spätwochenbett – Mit Baby zur Topfigur

Das Spätwochenbett beginnt bei nicht stillenden Frauen etwa sechs Wochen nach der Geburt, bei Frauen, die stillen, eigentlich erst nach dem Abstillen. Im Spätwochenbett sollte der Körper mit Hilfe der Rückbildungsgymnastik in etwa so sein, wie er vor der Schwangerschaft war. Hier sind die stillenden Frauen im Vorteil, denn ihr Körper hat wesentlich mehr Zeit zur Regeneration als der von Frauen, die nicht stillen.

Im Spätwochenbett sollte das Rückbildungstraining auf jeden Fall noch über einige Monate hinweg weiter praktiziert werden. Vor allem der Beckenboden braucht oft mehr als ein halbes Jahr, um seine frühere Festigkeit wiederzuerlangen.

Was das Figurtraining anbelangt, so sollten Sie mittlerweile eine Basiskraft in den schrägen Bauchmuskeln, im Beckenboden und in den Beinen erlangt haben. Darauf können Sie langsam aufbauen, Schritt für Schritt den Körper formen und kleine Schönheitsfehler beseitigen. Das Programm für das späte Wochenbett besteht aus vier Säulen:

- Herz-Kreislauftraining
- Kräftigungsworkout (drei zur Auswahl)
- Dehnen
- Beckenbodentraining

Nach der sechsten Woche sind Sie wahrscheinlich schon so fit, dass Sie Lust haben, mit sanftem Herz-Kreislauf-Training zu beginnen. Dieses wird Ihnen helfen, die restlichen überschüssigen Pfunde zum Schmelzen zu bringen. Außerdem wirkt es Wunder bei niedrigem Blutdruck. Das Tollste an Ausdauertraining ist, dass man problemlos das Baby mit einbeziehen kann.

Mit einfachen Kräftigungsübungen haben wir bereits im mittleren Wochenbett begonnen. Nun werden die Übungen ein wenig intensiver, und wir beziehen auch andere Muskelgruppen, etwa den Brust- oder den Schultermuskel, mit ein. Das Bauchtraining bleibt bis zur 16. Woche gleich wie im mittleren Wochenbett. Erst danach können Sie langsam beginnen, mit den geraden Bauchmuskeln zu arbeiten. Hier müssen Sie allerdings ganz besonders auf die richtige Körperhaltung bei der Übungsausführung achten.

Ich empfehle Ihnen, die von mir vorgestellten Beckenbodenübungen unbedingt regelmäßig weiterzumachen. Tatsache ist, dass sich diese Muskelgruppe sicherlich noch nicht vollständig regeneriert hat. Wer mit dem Training vorzeitig aufhört, riskiert eine Verschlechterung und somit die bereits erwähnten Probleme wie Inkontinenz und Co.

Eine weitere Säule des Trainings bildet das Dehnen jener Muskelgruppen, die wir vorher gekräftigt haben. Das ganze Programm dauert nicht länger als fünf Minuten und hat den Sinn, die beanspruchte Muskulatur zu strecken und zu entkrampfen, damit sie wieder besser durchblutet werden kann.

Selbstverständlich müssen Sie nicht alle vier Teilbereiche des Spätwochenbett-Trainings auf einmal durchmachen! Am besten, Sie stellen einen Wochenplan auf, der aber auf jeden Fall durchführbar sein sollte.

Ein Beispiel:
Susannes Mutter passt drei Mal in der Woche auf ihr Enkelkind auf. Zwei Mal könnte Susanne diese Zeit nutzen und ihr Kräftigungsworkout absolvieren, das nicht länger als 20 Minuten dauert. Da während dieser Zeit das Kleine gut betreut wird, muss sie nicht ständig Angst haben, das Training abbrechen zu müssen, weil ihr Baby aufwacht oder quengelt. Außerdem kann sie sich voll und ganz auf die einzelnen Übungen konzentrieren.

Zum Abrunden des Gesundheits- und Fitnessprogramms empfehle ich ein ausgedehntes Bad oder eine Entspannungsdusche und als krönenden Abschluss mindestens 15 Minuten für ausgedehnte Körperpflege. Schließlich ist es ganz besonders wichtig, dass Mütter auch Zeit für sich haben und sich ein wenig verwöhnen können.

Damit es auch etwas bringt, sollten Sie Ihr Herz-Kreislauf-Training mindestens zwei Mal in der Woche ca. eine Dreiviertelstunde lang durchführen. Bei diesem Workout, das man am besten im Freien absolviert, brauchen Sie keinen Babysitter! Packen Sie Ihr Baby einfach in den Kinderwagen und los geht's!

Die erste Säule: Ausdauer trainieren – Herz-Kreislauf-Training

Auch wenn Sie vor Ihrer Schwangerschaft regelmäßig gelaufen, Rad gefahren, geschwommen oder einen anderen Ausdauersport betrieben haben, so werden Sie Ihren Körper an diese Belastung erst langsam, Schritt für Schritt wieder gewöhnen müssen. Sie sollten auf keinen Fall gleich wieder an Ihre alten Trainingsgewohnheiten anschließen. Schließlich war Ihr Beckenboden vor der Schwangerschaft fest und konnte problemlos alle inneren Organe tragen. Das ist aber in den ersten Monaten nach der Geburt nicht der Fall, selbst dann nicht, wenn Sie regelmäßig alle Beckenbodenübungen durchführen. Die Rückbildung braucht eben ihre Zeit! In so manchen Broschüren und Büchern über Rückbildung wird nur in den ersten zwölf Wochen vom Laufen abgeraten. Aus eigener Erfahrung bin ich aber überzeugt, dass diese Frist viel zu kurz angesetzt ist. Ich habe täglich meine Beckenbodenübungen gemacht und trotzdem habe ich nach zwölf Wochen genau gespürt, dass sich meine Beckenbodenmuskulatur noch lange nicht gut genug erholt hatte, als dass ich mit dem Laufen hätte beginnen können. Meinen ersten Lauf habe ich erst fünf Monate nach der Geburt meines Sohnes unternommen, und auch da habe ich Laufen und schnelles Gehen abgewechselt. Dafür bin ich bereits zwei, drei Wochen nach der Entbindung jeden dritten Tag ca. 20 Minuten walken gegangen. Dass heißt, nicht einfach spazieren, sondern richtig flott, mit eingezogenem Bauchnabel und Spannung im Beckenboden. Oft habe ich das am Morgen

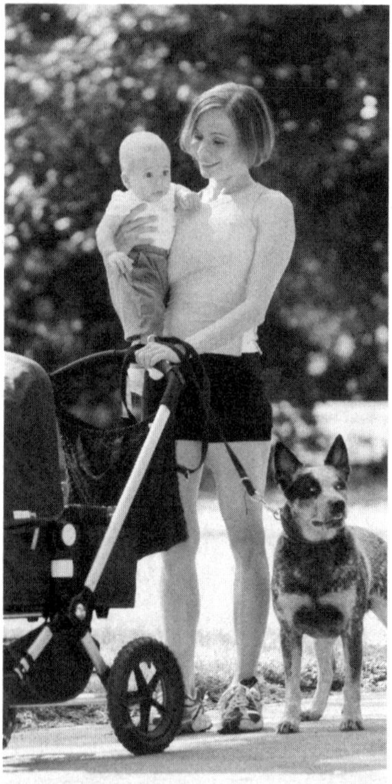

Mit Baby und Kinderwagen auf zum Walken

nach einer schlaflosen Nacht gemacht. Ich wurde an der frischen Luft munter, der Kreislauf kam in Schwung und mein Herz-Kreislauf-System wurde gestärkt. Als ich mich wenige Wochen später etwas stärker fühlte, baute ich in meine Walking-Strecke Hügel ein, um meinen Körper mehr zu fordern. Rasches Bergaufgehen ist außerdem ein fantastisches Training für den Po und schlanke, feste Beine.

Also, lassen Sie sich Zeit, und nehmen Sie sich in den ersten Monaten zurück, auch wenn es Sie bereits in den Beinen juckt. Erstens würden Sie Ihren Körper überfordern, und zweitens bestünde die Gefahr von Gebärmuttersenkung oder Inkontinenz. Gehen Sie es langsam an!

Ich habe hier einen Vorschlag für ein sanftes, aufbauendes Herz-Kreislauf-Training, das sich für jede Frau, die vor kurzem ein Baby geboren hat, bestens eignet.

Egal, für welche Art von Ausdauertraining Sie sich entscheiden, sollten Sie mit kurzen Einheiten von etwa 20 bis 25 Minuten beginnen. So gehen Sie sicher, dass Sie Ihren Organismus nicht überbelasten und dass Sie auch nicht vor Erschöpfung zusammenbrechen, sondern am Ende des Trainings ein Erfolgserlebnis haben. Am wichtigsten ist jedoch die Regelmäßigkeit: Ideal wären drei bis vier Einheiten in der Woche, am besten nicht an aufeinanderfolgenden Tagen. Aber bereits zwei Herz-Kreislauf-Trainings pro Woche helfen, überschüssiges Gewicht ab- und Kondition aufzubauen. Steigern Sie die Trainingsdauer jede zweite Woche um fünf Minuten, bis Sie durchgehend 40 Minuten trainieren. In diesen 40 Minuten verbrennen Sie, je nach Art des Ausdauertrainings und je nach Intensität, so um die 300 Kalorien. Trainieren Sie also drei Mal in der Woche, so kommen Sie auf 900 Kalorien, die Sie extra verbrannt haben.

Ideal eignet sich zum Wiedereinstieg Walking, aber auch das Training auf dem Heimfahrrad oder Schwimmen ist für Frauen, die vor kurzem geboren haben, sehr zu empfehlen. Mit Lauftraining sollten Sie, wie gesagt, frühestens nach dem fünften Monat beginnen, um sicherzugehen, dass der Beckenboden der Belastung standhalten kann.

Die zweite Säule: Das Kräftigungsworkout

Das Kräftigungsworkout ist mir ein ganz besonderes Anliegen. Nicht nur, weil es hilft, den Körper nach einer Schwangerschaft wieder in Topform zu bringen, sondern auch, weil durch die aufgebaute Muskulatur die Gelenke geschont und die Wirbelsäule entlastet werden.

Um auch wirklich diese Trainingseffekte für sich nützen zu können, müssen Sie zwei Mal in der Woche ca. 20 Minuten investieren. Am einfachsten ist es, das Training dann durchzuführen, wenn das Baby schläft oder von jemandem beaufsichtigt wird. Da das aber nicht immer möglich ist bzw. die Kinder nicht immer dann schlafen, wenn man es gerne hätte, habe ich auch ein »Mama&Baby-Workout« zusammengestellt, welches Sie gemeinsam mit dem Kleinen nachturnen können. Ich habe dieses Workout mit meinem Sohn immer wieder durchgeprobt, um zu sehen, ob die Übungen wirken und ob es ihm Spaß macht. Von 15 Versuchen hat er nur drei Mal gestreikt, und nach der Durchführung der Übungen hatte ich einige Male sogar einen kleinen Muskelkater!

Wenn Sie mit dem Kinderwagen unterwegs sind, bietet sich

Tipp

Trinken Sie bereits vor dem Turnen ein großes Glas Wasser. Trinken Sie während des Trainings immer dann, wenn Sie Durst haben, und nach dem Workout mindestens noch einen Viertelliter.

das »Kinderwagen-Workout« an. Hier habe ich fünf verschiedene Übungen zusammengestellt, die Sie mit dem Wagen machen können. Es werden mit den Übungen die Problemzonen an Beinen und Gesäß trainiert.

Als Trainingsutensilien benötigen Sie kleine Gewichte (ein bis zwei Kilogramm) oder mit Wasser gefüllte Mineralwasserflaschen und eine Matte. Ein Handtuch auf dem Wohnzimmerteppich tut es allerdings auch. Vergessen Sie auf keinen Fall, etwas zu trinken bereitzustellen. Mineralwasser ohne Kohlensäure ist ideal.

Wärmen Sie sich vorher unbedingt einige Minuten auf! Legen Sie Ihre Lieblingsmusik auf, und tanzen Sie mit Ihrem kleinen Liebling, oder marschieren Sie im Stand, und bewegen Sie die Arme dabei fest mit.

Mama&Baby-Workout

Wie schon der Name sagt, ist Ihr Baby ein wichtiger Bestandteil dieses Kräftigungsworkouts. Die Vorteile liegen auf der Hand: Auf der einen Seite involvieren Sie Ihr Kind in Ihr Fitnessprogramm und müssen sich nicht darum kümmern, dass es versorgt ist. Auf der anderen Seite ist körperliche Nähe für eine gute Mutter-Kind-Bindung eine der wichtigsten Voraussetzungen. Ist das Baby ausgeschlafen, frisch gewickelt und satt, dann hat es am Turnen mit der Mama bestimmt große Freude. Ganz nebenbei schulen die Übungen auch den Gleichgewichtssinn und kräftigen einige Muskelgruppen wie zum Beispiel die Rückenmuskulatur des Kindes.

Das ganze Workout besteht aus acht Übungen, für die

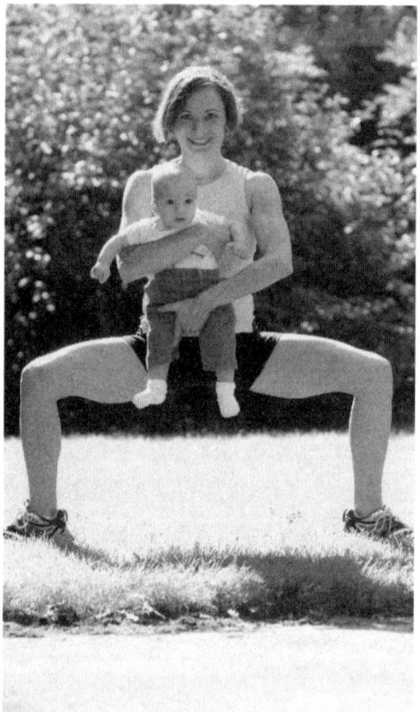

Übung für die Schenkel: Kniebeugen mit Baby in der Grätsche

Sie, wenn Sie alle hintereinander durchführen, nicht länger als zehn Minuten benötigen. Ihr Baby wird zum Zusatzgewicht bei den diversen Übungen und fungiert sozusagen als »Hantel«.

Bevor Sie jedoch mit Baby turnen, machen Sie vorher unbedingt ein, zwei Probedurchgänge ohne Ihren kleinen Liebling, um sicherzugehen, dass die einzelnen Übungsabläufe auch wirklich sitzen.

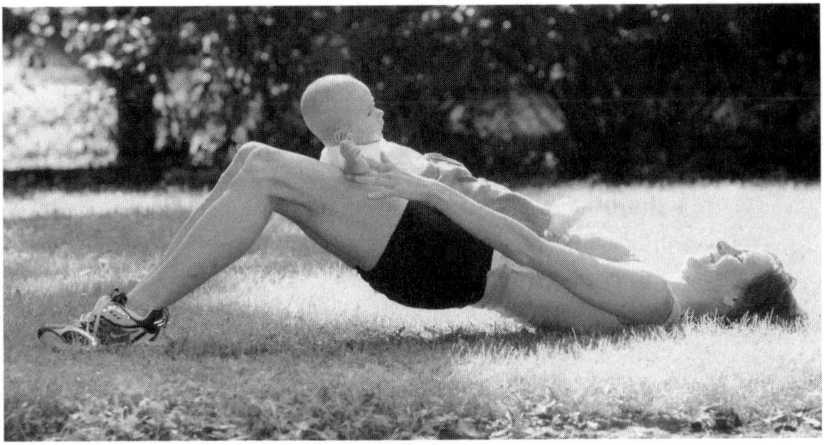

Übung für Gesäß und Rücken:
Das Baby auf den Oberschenkeln wippen lassen

1. Übung für die Schenkel

Nehmen Sie Ihren Liebling in die Arme. Wichtig ist, dass er ganz nah an Ihrem Körper ist und dass Sie richtig stehen. Nun gehen Sie in eine breite Grätsche und drehen Knie und Zehenspitzen nach außen. Spannen Sie Bauch und Beckenboden fest an, kneifen Sie die Pobacken zusammen, und beugen Sie die Knie. Gehen Sie so tief in die Kniebeuge, bis Sie die Spannung in den Oberschenkeln spüren. Die Spannung kurz halten, langsam hochkommen und den Bewegungsablauf zehn bis 15 Mal wiederholen.

2. Übung für Gesäß und Rücken

Legen Sie sich auf den Rücken, winkeln Sie die Beine an, die Füße nahe beim Po, und legen Sie Ihr Baby, das zu Ihnen blickt, auf die Oberschenkel. Halten Sie das Kind mit beiden Armen fest, und heben Sie mit angespanntem Gesäß und festem Beckenboden das Becken hoch. Wippen Sie langsam 20 bis 30 Mal mit dem Becken auf und ab, indem Sie beim Hochziehen immer wieder die Pobacken fest zusammenkneifen. Danach absenken, eine kurze Pause einlegen und das Ganze noch einmal wiederholen.

3. Übung für Brust und Bauch

Legen Sie das Baby auf eine Matte oder Spieldecke auf den Boden, und gehen Sie in den Vierfüßlerstand, wobei Sie ihm in die Augen blicken. Nun platzieren Sie beide Hände in Brusthöhe mehr als schulterbreit auseinander am Boden neben dem Kind. Ihre Finger sind dabei gespreizt, die Finger zeigen nach vorn.

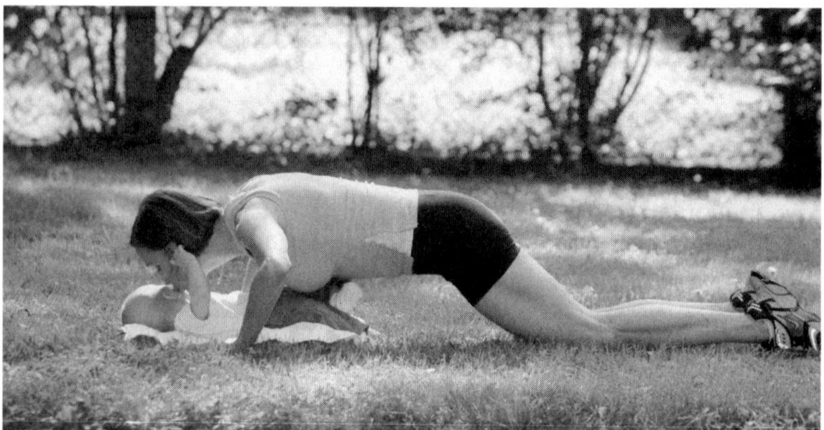

Liegestütz-Küsschen für Ihr Baby

Schieben Sie Ihr Becken nach vorne, bis Oberkörper und Oberschenkel eine gerade Linie bilden. Spannen Sie Bauch und Beckenboden fest an. Sie befinden sich nun in der Ausgangsposition für die so genannten »Damen-Liegestütze«.

Als Nächstes winkeln Sie die Ellbogen ab, und senken Ihren Oberkörper langsam Richtung Boden. Versuchen Sie Ihrem Liebling ein Küsschen zu geben! Der Bauch bleibt angespannt, dann strecken Sie die Arme langsam wieder und bringen so den Oberkörper hoch. Wiederholen Sie diese Übung erst drei bis vier Mal und steigern Sie sich auf zehn bis 15 Wiederholungen.

4. Übung für die Schulter

Stehen Sie schulterbreit, die Beine leicht gebeugt, ziehen Sie den Bauchnabel ein, und spannen Sie den Beckenboden an. Halten Sie Ihr Baby unter seinen Achseln mit beiden Händen, wobei sein Gesicht Ihnen zugewandt ist, in Brusthöhe. Nun heben Sie beim Ausatmen das Kind langsam so weit über den Kopf, bis Ihre Ellbogen fast durchgestreckt sind (siehe Foto Seite 98). Achten Sie unbedingt darauf, dass Ihre Bauch- und Beckenbodenmuskulatur angespannt bleibt, damit Sie nicht ein Hohlkreuz machen können. Danach das Baby langsam in die Ausgangsposition bringen und das Ganze ca. zehn Mal wiederholen.

Lächeln Sie Ihr Baby immer an!

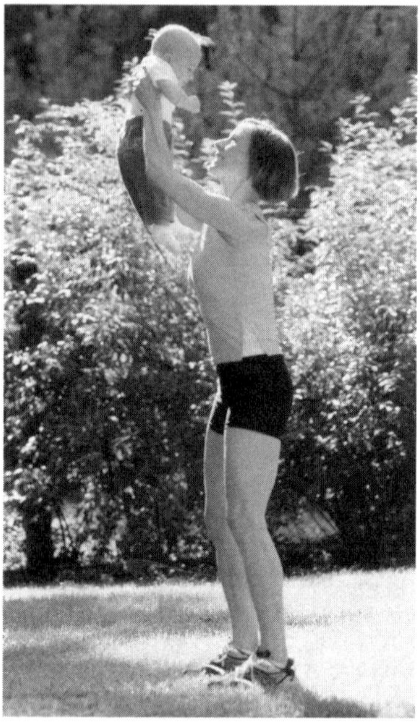

Übung für die Schulter: Hoch in die Luft – das lieben Babys

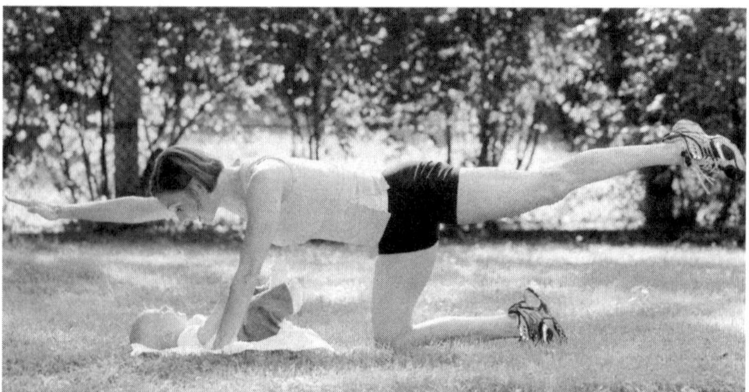

Die richtige Haltung für den Rückenstrecker

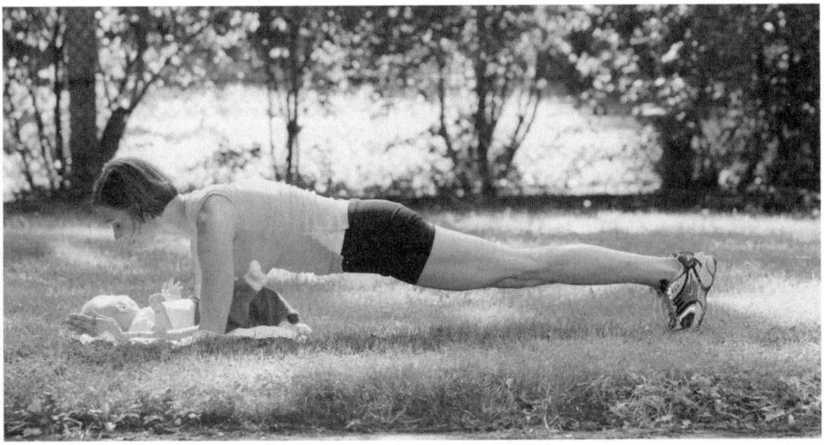

Die richtige Endposition bei der Übung zur Körperspannung

5. Rückenstrecker

Gehen Sie in die Bankstellung (Vierfüßlerstand), das Baby liegt auf dem Rücken und sieht Sie an. Nun heben Sie gleichzeitig den linken Arm und das rechte Bein hoch und strecken beide waagrecht nach vorne bzw. nach hinten aus. Ganz wichtig dabei ist die richtige Bauch- und Beckenbodenspannung, Sie sollten keinesfalls ein Hohlkreuz machen! Strecken Sie den Körper so weit wie möglich in die Länge, halten Sie die Spannung einige Atemzüge, lösen Sie die Spannung, und wechseln Sie die Seiten. Wiederholen Sie diese Übung pro Seite zehn bis 15 Mal.

6. Körperspannungsübung

Legen Sie das Baby mit dem Rücken auf eine Matte, und knien Sie sich so hin, dass Sie das Kleine ansehen können. Nun lehnen Sie sich nach vorne und stützen sich mit den Unterarmen auf dem Boden ab. Wichtig ist, dass sich dabei die Ellbogen unterhalb der Schultern befinden und die Unterarme parallel zueinander liegen. Als Nächstes spannen Sie Bauch und Beckenboden fest an und stützen sich auf den Zehenspitzen ab, so als ob Sie Herrenliegestütze machen wollten. In der Endposition ist der Oberkörper gerade und parallel zum Boden. Würden Sie die Bauch- und Beckenbodenspannung lösen, würden Bauch und Becken durchhängen, also unbedingt fest anspannen! Halten Sie diese Position, während Sie regelmäßig weiteratmen ca. zehn Sekunden. Mit kurzen Pausen können Sie das Ganze fünf bis sieben Mal wiederholen.

7. Bauchübung 1

Diese Übung trainiert Ihre geraden Bauchmuskeln. Bitte führen Sie sie frühestens ab der 16. Woche aus, denn erst dann sind die geraden Bauchmuskeln in diesem Ausmaß belastbar. Legen Sie sich auf den Rücken, und stellen Sie die Beine angewinkelt mit der ganzen Fußsohle auf dem Boden ab. Legen Sie nun das Baby auf Ihre Oberschenkel. Legen Sie die Arme neben den Oberkörper, oder halten Sie Ihren Liebling an den Händen. Spannen Sie anschließend den Bauch an, ziehen Sie das Schambein Richtung Bauchnabel, und heben Sie vorsichtig Kopf, Schultern und Schulterblätter vom Boden ab. Ihr Blick ist dabei schräg nach oben bzw. zum Baby gerichtet. Halten Sie die Spannung eine Sekunde, und senken Sie dann den Oberkörper wieder ab. Wiederholen Sie die Übung zehn bis 15 Mal.

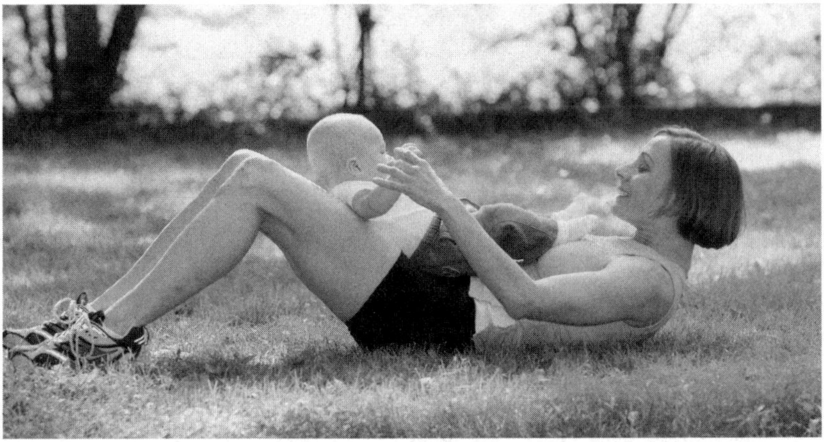

Bauchübung 1: Drehübung mit Baby zur Bauchmuskel-Kräftigung

8. Bauchübung 2

Mit dieser Übung wird die schräge Bauchmuskulatur gekräftigt: Stellen Sie sich schulterbreit hin, und beugen Sie leicht die Knie, die Zehenspitzen zeigen gerade nach vor. Nehmen Sie Ihr Baby unter den Achseln, und halten Sie es in Brusthöhe vor Ihrem Oberkörper fest. Nun spannen Sie Bauch und Beckenboden fest an. Drehen Sie anschließend den Oberkörper zu linken Seite, ohne dass Sie das Becken mitbewegen. Vorsichtig zurück zur Mitte drehen und danach den Oberkörper (ohne Becken) nach rechts drehen (Siehe Foto Seite 102). Wieder zurück und pro Seite zehn Wiederholungen durchführen.

Je weiter Sie das Kind vom Körper weg halten, umso schwieriger wird die Übung.

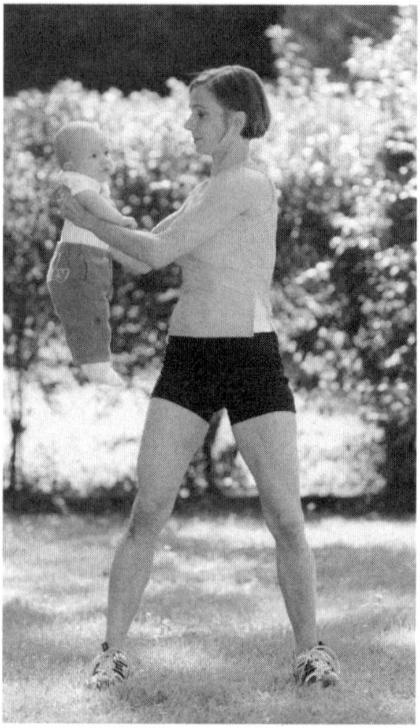

Bauchübung 2: Drehübung zur Stärkung der Bauchmuskeln

Das Kinderwagen-Workout

Haben Sie mal keine Zeit für ein ausgiebiges Kräftigungstraining, so haben Sie die Möglichkeit, während eines Spaziergangs etwas für die Figur zu tun. Ich habe diese Übungen zusammengestellt, während ich mit dem Kinderwagen im Park spazieren ging. Ideal ist es, wenn man erst walkt bzw. läuft, und danach diese fünf Übungen anhängt, die Po und Oberschenkel formen und kräftigen.

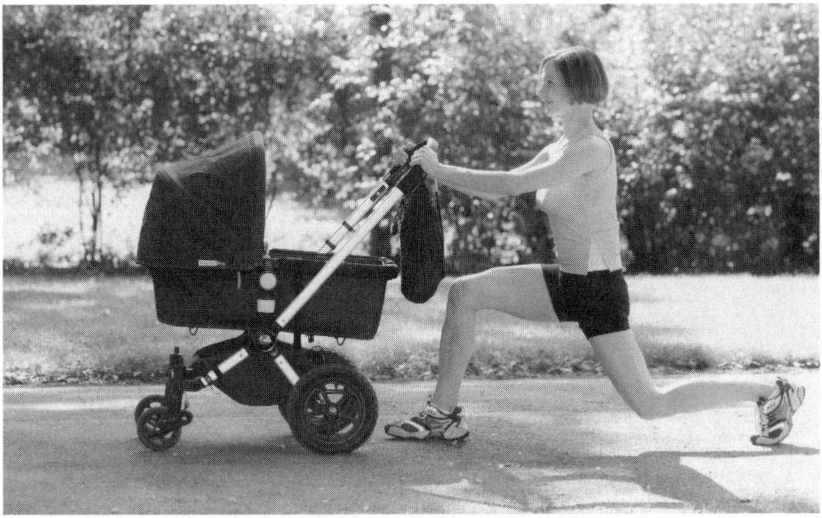

Die Endposition beim Storchengang

1. Storchengang

Machen Sie, während Sie den Kinderwagen mit beiden Händen vor sich her schieben, Ausfallschritte, und zwar abwechselnd mit dem rechten und dem linken Bein. Achten Sie dabei auf die korrekte Beckenhaltung, die Beckenboden- und Bauchmuskelspannung. Verteilen Sie bei dieser Übung das Körpergewicht gleichmäßig auf beide Fußsohlen. Der Oberkörper bleibt immer aufrecht, die Kniekehlen befinden sich in der Endposition im rechten Winkel zueinander. Machen Sie pro Bein mindestens zehn Wiederholungen.

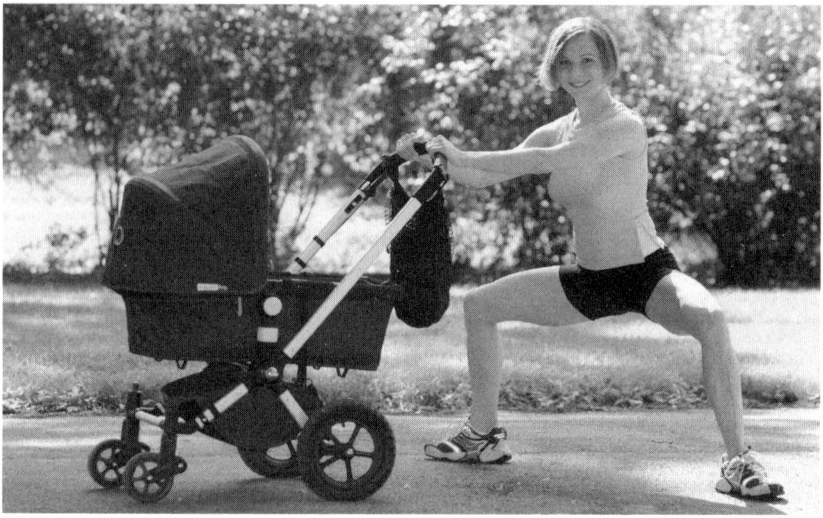

Grätschübung mit Kinderwagen

2. Breite Grätsche

Halten Sie sich mit beiden Händen am Griff des Kinderwagens fest, und gehen Sie in die breite Grätsche. Drehen Sie dabei die Knie und die Zehenspitzen ein wenig nach außen, wobei sich die Knie genau über den Zehenspitzen befinden sollen. Spannen Sie dann Bauch und Beckenboden an, schieben das Schambein zum Bauchnabel und halten den Oberkörper aufrecht. Beugen Sie aus dieser Position heraus die Knie so tief wie möglich. Kurz halten und langsam wieder in die Ausgangsposition zurückkehren, zehn bis 15 Wiederholungen.

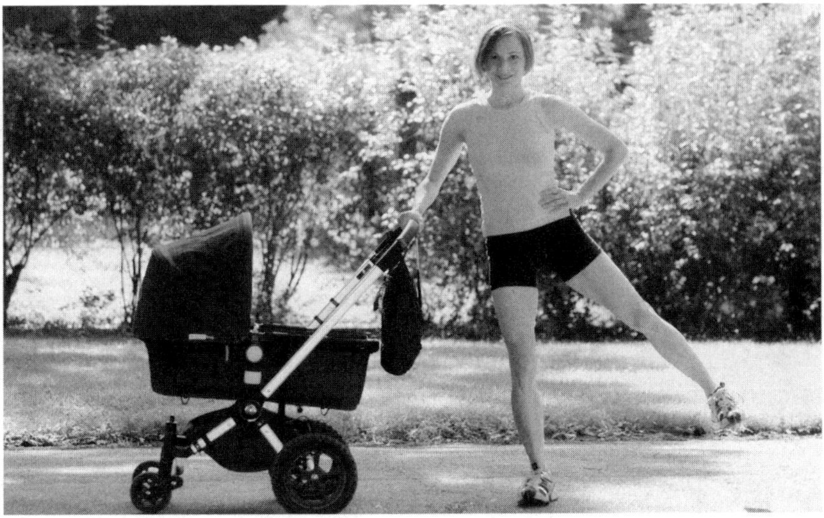

Ballettübung 1: Beinübung für die Hüften

3. Ballettübung 1

Mit dieser Übung formen Sie die Hüften und die seitliche Gesäßmuskulatur. Dort setzt sich während der Schwangerschaft der Speck besonders gerne an. Stellen Sie sich hüftbreit hin, Bauch und Beckenboden anspannen, und halten Sie sich locker am Kinderwagen fest. Heben Sie das rechte Bein seitlich gerade in einem Winkel von etwa 45 Grad vom Boden hoch. Drücken Sie dabei die Ferse weg. Senken Sie das Bein wieder ein wenig ab und ziehen es zehn bis 15 Mal wieder hinauf. Bitte keinen Schwung nehmen! Wiederholen Sie die Übung danach mit dem linken Bein.

Halten Sie den Oberkörper immer gerade.

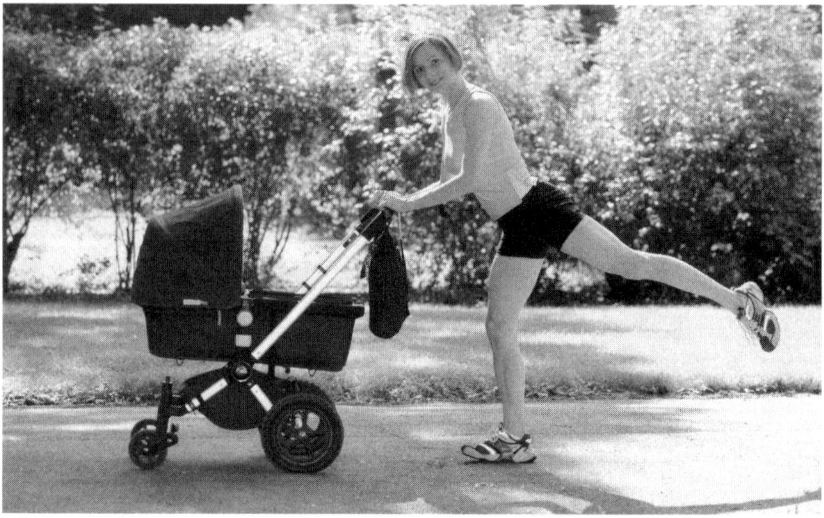

Ballettübung 2: Beinübung für Oberschenkel und Po

4. Ballettübung 2

Diese Übung formt den hinteren Teil des Oberschenkels und das Gesäß. Halten Sie sich am Kinderwagen fest und stellen Sie sich schulterbreit hin. Bauch und Beckenboden anspannen, Schambein hochziehen. Dann bringen Sie das rechte Bein gestreckt nach hinten und ziehen es ohne Schwung ein wenig hoch. Wieder absenken und pro Bein zehn bis 15 Mal wiederholen.

5. Kniebeugen mit Kinderwagen

Kniebeugen formen die gesamte Bein- und Gesäßmuskulatur, daher sollten Sie in keinem guten Kräftigungstraining fehlen.

Stellen Sie sich schulterbreit hin, Bauch und Beckenboden

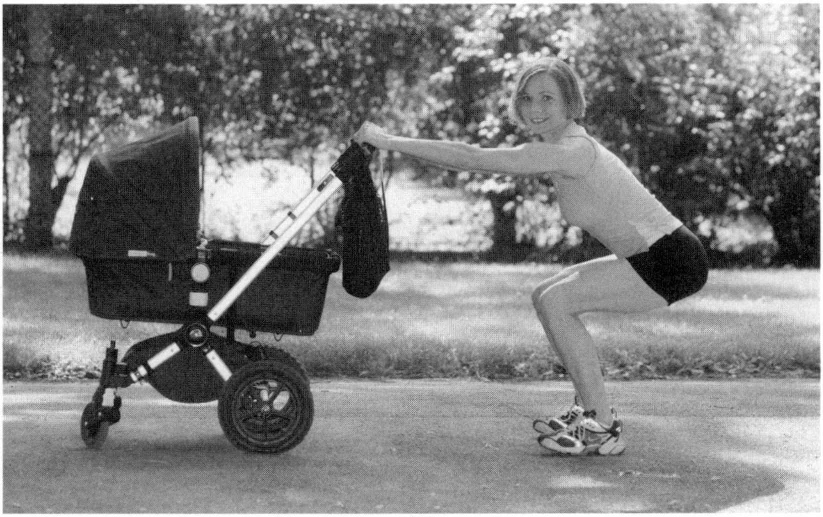

Kniebeugen für Bein- und Gesäßmuskulatur

anspannen. Die Hände ruhen auf dem Lenkbügel des Kinderwagens, Sie stützen sich jedoch nicht ab. Beugen Sie nun beide Knie, bis Ober- und Unterschenkel einen rechten Winkel bilden. Das Körpergewicht ist gleichmäßig auf beide Füße verteilt, die Knie befinden sich genau über den Zehenspitzen. Gehen Sie wieder in die Ausgangsposition zurück und führen Sie 15 Wiederholungen durch.

Das Mama-Body-Workout

Haben Sie endlich einmal 20 Minuten für sich selbst und wollen Sie so viel wie möglich für Ihre Figur tun? Dann ist das »Mama-Body-Workout« genau das Richtige für Sie.

Tipp

Auch hier vorher unbedingt einige Minuten aufwärmen!

Alle hier beschriebenen Übungen habe ich sorgfältig ausgewählt, damit ja keine Minute verschwendet wird. Das Workout ist in einzelne Körperregionen gegliedert:

- Übungen für die Beine
- Oberkörperübungen
- Gesäßübungen
- Bauchmuskelübungen

Das heißt, Sie haben die Möglichkeit einzelne Übungen, die für Ihre spezielle Problemzone gedacht sind, auch einmal zwischendurch einzuschieben. Ich zum Beispiel wollte nach der Geburt unbedingt wieder einen festen, kleinen Po, und zwar so schnell wie nur möglich. Also habe ich nicht nur das ganze Workout zwei Mal die Woche von Anfang bis Ende durchgemacht, sondern täglich, beim Spielen mit meinem Sohn, die Gesäßübungen in Seitenlage oder jene im Vierfüßlerstand eingebaut. Es hat tatsächlich funktioniert, nach fünf Wochen war ich mit dem Ergebnis äußerst zufrieden.

Für das Mama-Body-Workout benötigen Sie leichte Hanteln (ein bis zwei Kilogramm) oder Sie verwenden gefüllte Wasserflaschen. Legen Sie sich zur Motivation Ihre Lieblings-CD auf (falls das Baby gerade schläft einfach Kopfhörer aufsetzen bzw. einen CD- oder MP3-Player verwenden), stellen Sie sich etwas zum Trinken bereit und los geht's!

Beinübungen

Eine entfernte Bekannte rief mich ein halbes Jahr nach der Geburt ihres Sohnes ganz verzweifelt an. Sie war das erste Mal seit der Entbindung eine halbe Stunde in der Ebene laufen und konnte am nächsten Tag nur noch humpeln. »Dabei habe ich vor meiner Schwangerschaft locker 60 Kilometer pro Woche laufend zurückgelegt«, meinte sie verzweifelt.

Nun, nach einer so langen Pause ist es kein Wunder, dass die Beinmuskulatur nicht mehr so stark ist. Sind die Muskeln zu schwach, um das empfindliche Kniegelenk beim Laufen zu schützen, kommt es ziemlich rasch zu Beschwerden und Schmerzen. Daher ist es notwendig, bereits bevor man wieder zu laufen beginnt, die entsprechenden Muskeln zu kräftigen.

Außerdem sind durchtrainierte Beine ein echter Hingucker. Durch Muskelgewebe an den Oberschenkeln und am Gesäß wirkt Zellulite weniger auffällig, weil die Muskeln einen festen Untergrund bilden.

Und schließlich verbrennen Muskeln viele zusätzliche Kalorien, was bedeutet, dass man mehr essen kann, ohne gleich zuzunehmen. Pro gewonnenes Kilogramm Muskelmasse kann man am Tag ca. 300 Kalorien mehr zu sich nehmen, was einer halben Tafel Schokolade oder einem belegten Brot entspricht.

Ich habe die Übungen so ausgewählt, dass die Muskulatur der Beine zwar fest, aber nicht zu massig wird, wenn Sie das Programm regelmäßig machen. Bereits nach vier bis sechs Wochen können Sie die ersten Erfolge sehen.

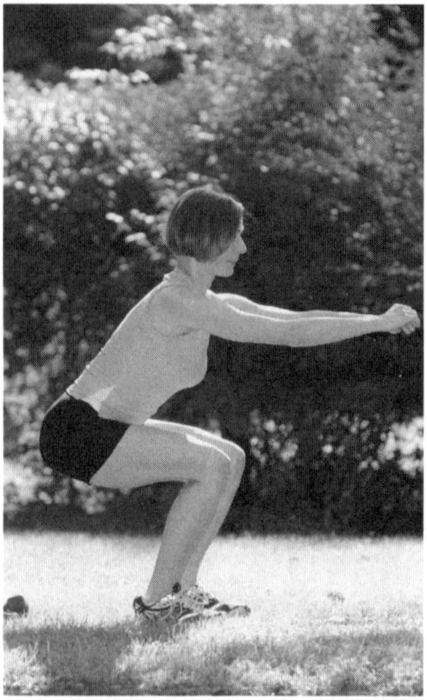

Die richtige Haltung bei Squats

Also, versuchen Sie diese einfachen Übungen möglichst korrekt durchzuführen, um dabei den größtmöglichen Effekt zu erzielen.

1. Squats

Stellen Sie sich schulterbreit hin, die Knie leicht angewinkelt, die Zehenspitzen zeigen gerade nach vor. Nun spannen Sie Bauch- und Beckenbodenmuskulatur fest an und beugen langsam die Knie, gehen also in die Hocke. Achten Sie darauf, dass Sie das Körpergewicht eher in die Fersen verlagern und die Kniescheiben nicht weiter vorne als die Zehenspitzen sind. In der Endposition befindet sich das Gesäß hinter den

Fersen. Sie sollten darauf achten, dass Sie die Knie nicht mehr als in einem Winkel von 90 Grad beugen, weil sonst das Kniegelenk überbelastet wird. Beim Hochkommen Bauch- und Gesäßmuskulatur fest anspannen, in die Ausgangsposition hochkommen und die Übung zehn bis 15 Mal wiederholen.

2. Ausfallschritte

Stellen Sie sich schulterbreit hin, Knie leicht gebeugt, Bauch und Beckenboden sind fest angespannt. Stützen Sie beide Hände in die Taille, und machen Sie mit dem rechten Bein einen großen Schritt nach vorne. Dabei beugen Sie beide Knie zum rechten Winkel. In der Endposition bilden der linke Oberschenkel und der Oberkörper eine Gerade (siehe Foto Seite 112). Ganz wichtig ist hier, dass Sie Ihren Oberkörper nicht nach vorne beugen. Der Bauch bleibt fest, der Brustkorb ist geöffnet und der Kopf bleibt aufrecht, der Blick ist nach vorne gerichtet.

Beim Zurückkehren in die Ausgangsposition stoßen Sie sich mit dem vorderen Fuß vom Boden weg, so dass Sie wieder schulterbreit stehen. Als Nächstes wiederholen Sie den Vorgang mit dem linken Bein. Machen Sie pro Bein zehn bis 15 Wiederholungen.

Tipp

Viele Trainierende neigen dazu, bei den Squats die Knie nach innen zu drehen. Das sollten Sie unbedingt vermeiden, um Meniskusschäden und andere Knieprobleme zu vermeiden.

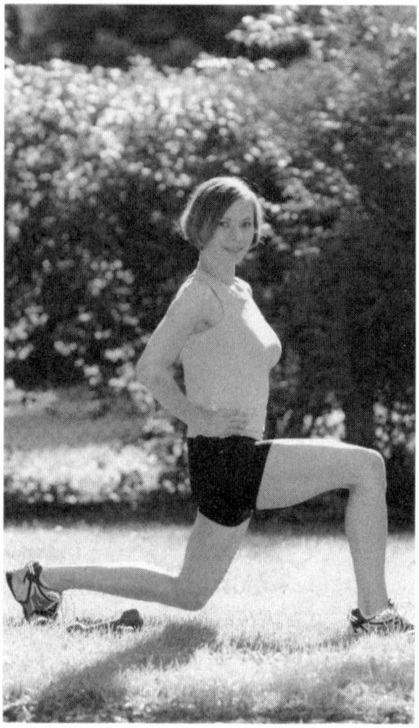

Die Endposition beim Ausfallschritt

3. Pliés

Gehen Sie in die breite Grätsche, und drehen Sie dabei die Zehenspitzen ein wenig nach außen. Beachten Sie, dass sich die Knie bei den Pliés immer genau über den Zehen befinden. Spannen Sie den Bauch und die Beckenmuskulatur an, und beugen Sie die Knie. Ihre Arme können Sie entweder seitlich ausstrecken oder in der Taille abstützen. Halten Sie die Knie gebeugt und wippen Sie 20 bis 30 Mal noch tiefer hinunter. Der Oberkörper bleibt ganz aufrecht. Danach wieder in die Ausgangsposition zurückkehren und die Übung drei bis vier Mal wiederholen.

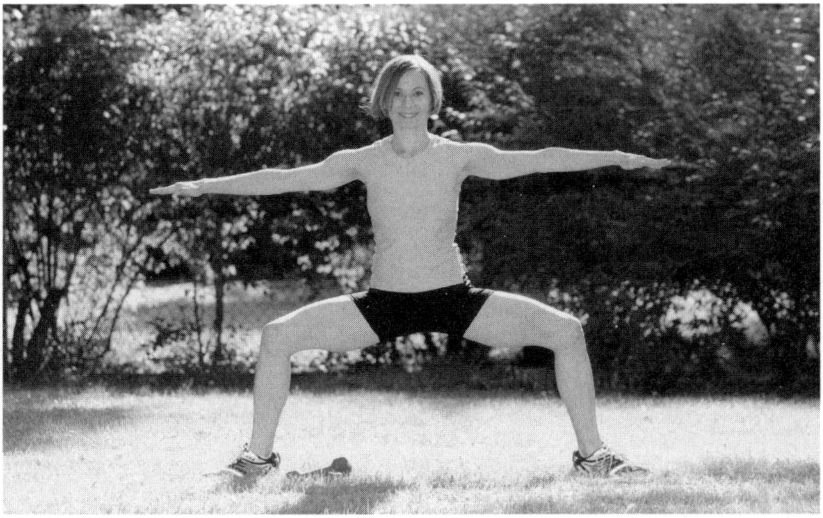

Die richtige Haltung bei Pliés

Oberkörperübungen

Damit die Muskulatur des ganzen Körpers in Balance bleibt, ist es erforderlich, alle Muskelgruppen gleichmäßig zu beanspruchen. Viele Frauen sind darauf bedacht, ihre Problemzonen Po, Oberschenkel und Bauch zu trimmen, vernachlässigen jedoch die Muskelgruppen des Oberkörpers. Dabei haben Rücken-, Brust- und Schultermuskulatur wichtige Funktionen und tragen zu einer gesunden Haltung bei. Außerdem sind schlanke Oberarme und schön geformte Schultern immer attraktiv.

Und noch etwas: Wer seinen Pectoralis (Brustmuskel) regelmäßig kräftigt, erspart sich mitunter eine Brustkorrektur.

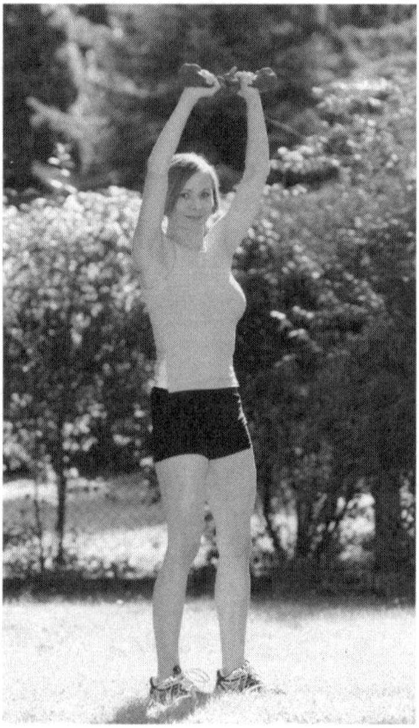

In der Endposition des Military Press berühren sich die Hanteln leicht

Der Muskel sitzt unter der Brust; wird er gefestigt, dann wirkt er wie ein Kissen, der das Brustgewebe anhebt.

Daher sollten Sie diese Übungen unbedingt regelmäßig durchführen.

1. Schulterübung 1: Military press

Sie stehen schulterbreit mit leicht angewinkelten Knien. Ihre Bauchmuskeln und der Beckenboden sind angespannt, das Schambein ist Richtung Bauchnabel hochgezogen. Nehmen Sie in jede Hand eine Hantel oder eine gefüllte Wasserflasche und heben Sie sie zunächst in Schulterhöhe. Heben Sie dann

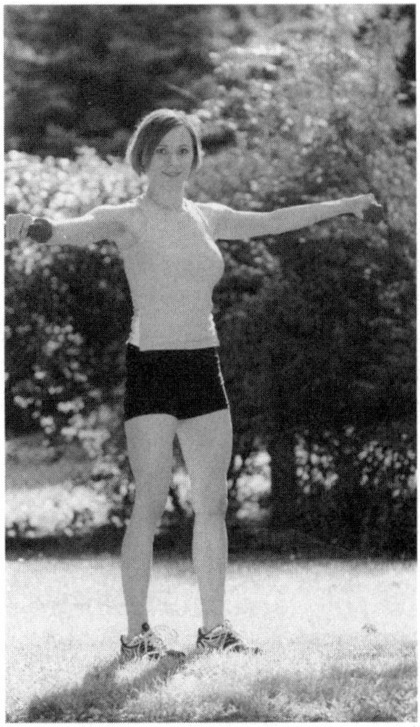

Die Endposition beim seitlichen Hantel-Heben

beide Arme gleichzeitig über den Kopf; möglichst hoch, bis sich beide Gewichte ganz oben leicht berühren. Bei dieser Bewegung nach oben atmen Sie aus. Danach senken Sie die Arme, bis sich die Hanteln wieder in Schulterhöhe befinden. Wiederholen Sie diesen Vorgang zehn bis 15 Mal, wobei Sie genau auf Haltung und Atmung achten.

2. Schulterübung 2: Seitliches Heben

Sie stehen auch bei dieser Übung für die seitliche Schultermuskulatur schulterbreit, beide Knie sind leicht angewinkelt. Ihre Bauchmuskeln und der Beckenboden sind angespannt, das Schambein ist Richtung Bauchnabel hochgezogen. Nehmen Sie in jede Hand eine Hantel oder eine gefüllte Wasserflasche, die Arme befinden sich seitlich neben dem Oberkörper. Heben Sie beide Arme so weit seitlich in die Höhe, bis sie sich in einer Linie mit den Schultern befinden. Die Ellbogen bleiben dabei ein wenig angewinkelt. Während des Hebens atmen Sie aus. Dann senken Sie die Arme kontrolliert wieder ab und atmen dabei ein. Führen Sie zehn bis 15 Wiederholungen durch.

3. Liegestütze

Klassische Liegestütze trainieren den Schulter- und den Brustmuskel, außerdem aber auch die Bauch- und Rückenmuskulatur. Diese Übung kennen Sie bereits vom Mama&Baby-Workout!

Gehen Sie in den Vierfüßlerstand, und stützen Sie beide Hände in Brusthöhe etwas mehr als schulterbreit auseinander auf dem Boden ab. Ihre Finger sind dabei gespreizt, die Finger zeigen nach vorn. Schieben Sie Ihr Becken so weit nach vorn, dass Oberkörper und Oberschenkel eine gerade Linie bilden. Spannen Sie Bauch und Beckenboden fest an. Sie befinden sich nun in der Ausgangsposition für so genannte »Damen-Liegestütze«. Als Nächstes winkeln Sie die Ellbogen ab und bringen Ihren Oberkörper langsam Richtung Boden. Versuchen Sie die Brust ganz nah zum Boden zu bringen und den Bauch fest angespannt zu halten. Danach langsam die Arme wieder ausstrecken und den Oberkörper hochdrücken. Wiederholen Sie die Liegestütze erst drei bis vier Mal und steigern Sie sich auf zehn bis 15 Wiederholungen.

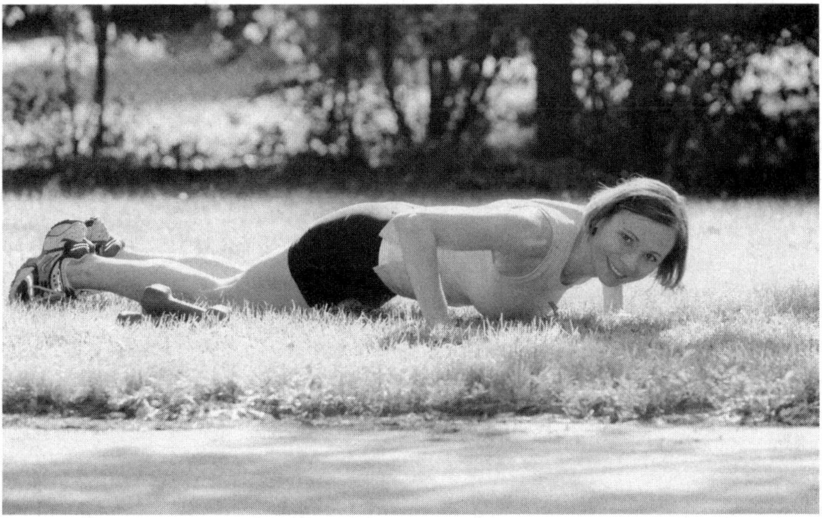

Die Endposition bei den Damen-Liegestütz

4. Brustübung im Liegen

Legen Sie sich in Rückenlage auf den Boden, und nehmen Sie die Hanteln bzw. die Wasserflaschen in die Hand. Spannen Sie die Bauch- und Beckenbodenmuskeln an und drücken Sie die Lendenwirbelsäule fest gegen die Unterlage. Winkeln Sie beide Beine an, und stellen Sie die Füße mit der ganzen Fußsohle schulterbreit auseinander auf dem Boden ab. Heben Sie nun die Arme, und führen Sie die Hanteln über Ihrer Brust zusammen, die Ellbogen sind dabei leicht angewinkelt (siehe Foto Seite 118). Dann langsam die Arme seitlich absenken, bis Arme und Hanteln knapp über dem Boden schweben. Danach die Arme wieder über der Brust zusammenbringen. Führen Sie die Bewegung langsam aus! Wiederholen Sie zehn bis 15 Mal.

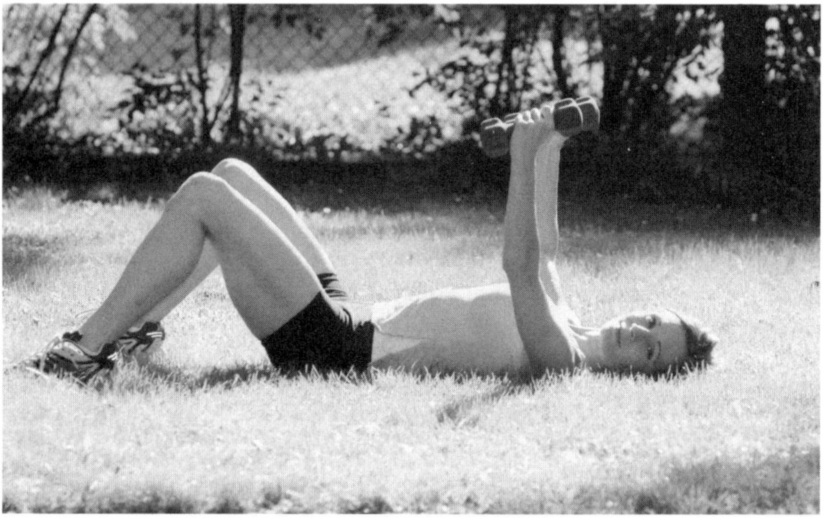

Die Endposition beim Hantel-Heben im Liegen

5. Rückenkräftigung

Für diese Übung benötigen Sie keine Gewichte. Legen Sie sich in Bauchlage mit über den Kopf ausgestreckten Armen auf den Boden. Dann heben Sie den rechten Arm und das linke Bein gleichzeitig ca. zehn Zentimeter vom Boden hoch. Achten Sie darauf, dass die Bauch- und Beckenmuskulatur fest angespannt bleibt. Halten Sie diese Position ca. fünf Sekunden, senken Sie Arm und Bein ab, und wechseln Sie die Seite. Machen Sie pro Seite zehn Wiederholungen.

6. Trizepsübung

Der Trizeps ist jener Muskel am hinteren Oberarm, der am schnellsten schlapp wird, weil er im Alltag nicht häufig genug

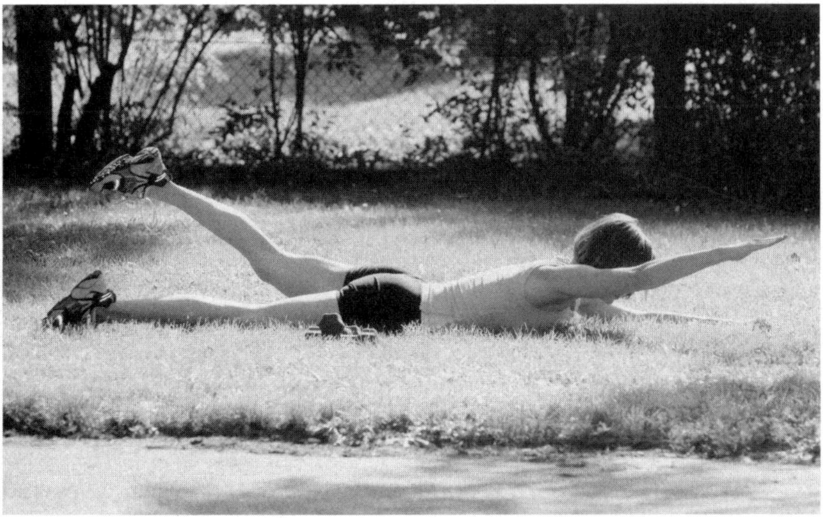

Rückenkräftigung: Arm und Bein gegengleich anheben

gebraucht wird. Gott sei Dank ist er aber relativ einfach zu trainieren und wird sehr schnell fest. Und so geht es:

Setzen Sie sich auf einen Stuhl, Bauch und Beckenboden sind angespannt. Nun stützen Sie sich mit den Händen neben dem Gesäß auf der Sitzfläche ab, wobei die Finger nach vor zeigen. Schieben Sie das Becken, auf den Armen abgestützt,

Vorsicht

Wählen Sie für diese Übung einen sehr stabilen Stuhl, der entweder fest im Boden verankert ist oder an einer Wand lehnt, so dass er nicht verrutschen kann.

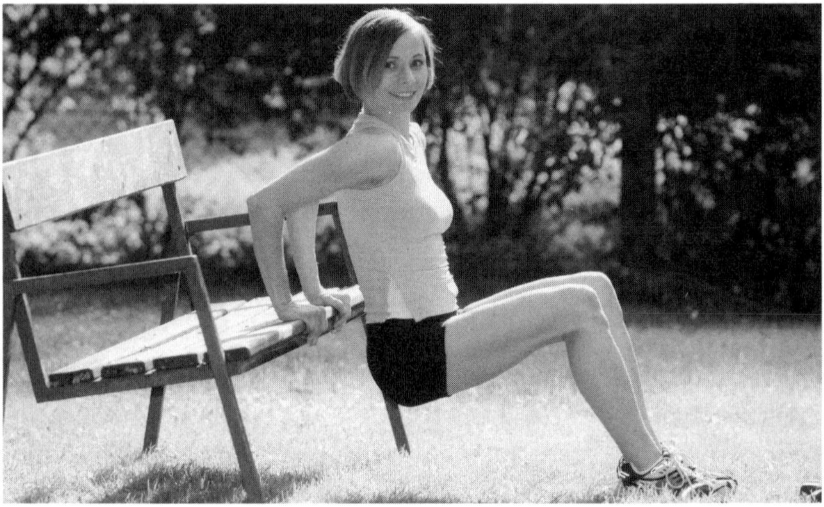

Für die Trizepsübung braucht man einen stabil stehenden Stuhl

vor die Sitzfläche. Dann winkeln Sie langsam die Ellbogen ab. Achten Sie bei dieser Bewegung besonders darauf, dass der Oberkörper aufrecht bleibt und die Ellbogen nicht zur Seite ausweichen. Wenn Sie im Ellbogen einen Winkel von 90 Grad erreicht haben, ziehen Sie sich wieder hoch. Wiederholen Sie die Trizepsübung acht bis zehn Mal.

7. Brücke

Die Brücke ist eine statische Übung und trainiert in erster Linie die Rückenstrecker und die Gesäßmuskulatur. Anfangs sollten Sie die Übung nur ein bis zwei Mal durchführen und die Wiederholungen nach und nach auf zehn steigern.

Setzen Sie sich auf den Boden, die Beine angewinkelt.

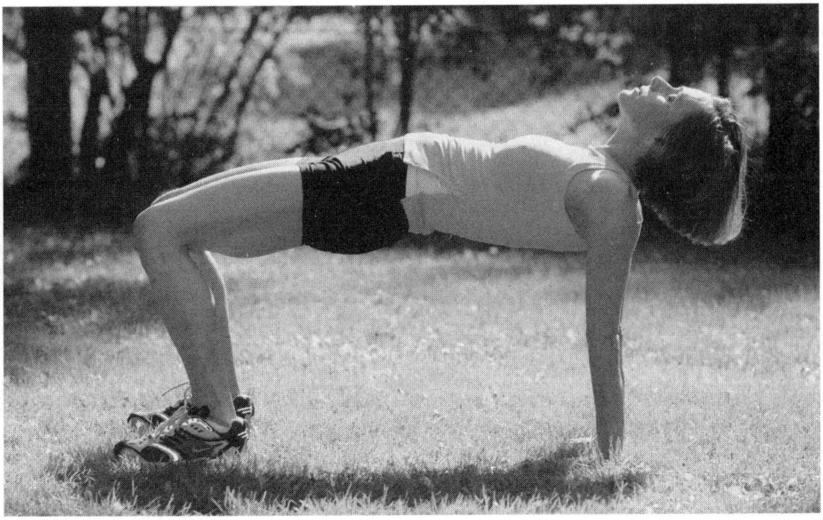

Die Endposition der Brücke

Stützen Sie sich mit den Händen hinter dem Oberkörper so ab, dass die Finger zum Oberkörper zeigen. Dann heben Sie Rumpf und Becken so weit hoch, dass Oberschenkel, Becken und Oberkörper eine gerade Linie bilden. Richten Sie Ihren Blick nach oben, öffnen Sie den Brustkorb, und spannen Sie die Gesäßmuskulatur fest an. Atmen Sie regelmäßig ein und aus und halten Sie die Position ca. zehn Sekunden.

Gesäßübungen

Das Gesäß ist eine typische weibliche Problemzone; kaum eine Frau hätte nicht gerne einen knackigeren, festeren Popo. Gerade nach einer Schwangerschaft, wenn das Gewebe noch

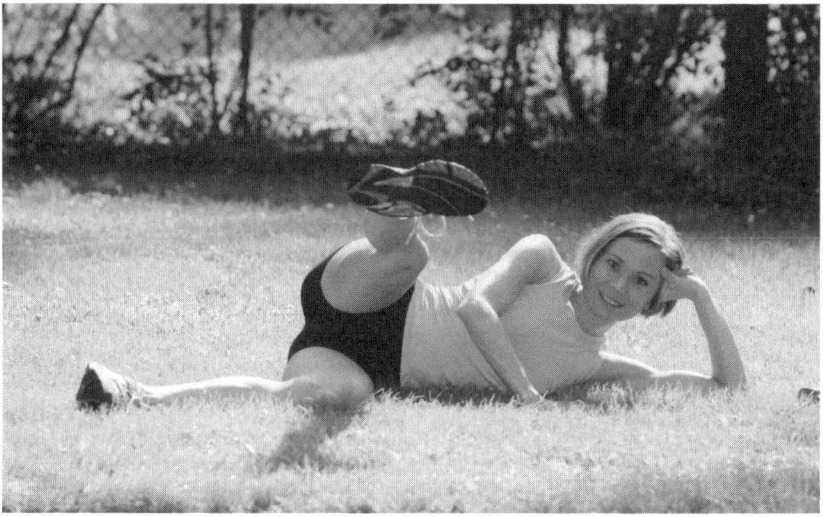

Die Endposition der Seitenlagenübung

sehr weich und locker ist, ist es umso wichtiger, rechtzeitig mit der Festigung dieser Körperregion zu beginnen.

1. Seitenlagenübung

Legen Sie sich auf dem Boden auf die Seite, und winkeln Sie beide Beine im rechten Winkel zum Oberkörper ab. Stützen Sie den Kopf mit der Hand des unten liegenden Armes ab, mit der Hand des freien Armes stützen Sie die Wirbelsäule, indem Sie diese vor dem Brustkorb auf dem Boden absetzen. Strecken Sie nun das obere Bein im rechten Winkel zum Oberkörper aus. Das Knie bleibt ein wenig angewinkelt, der Oberschenkel schwebt über dem Oberschenkel des unteren Beines. Heben

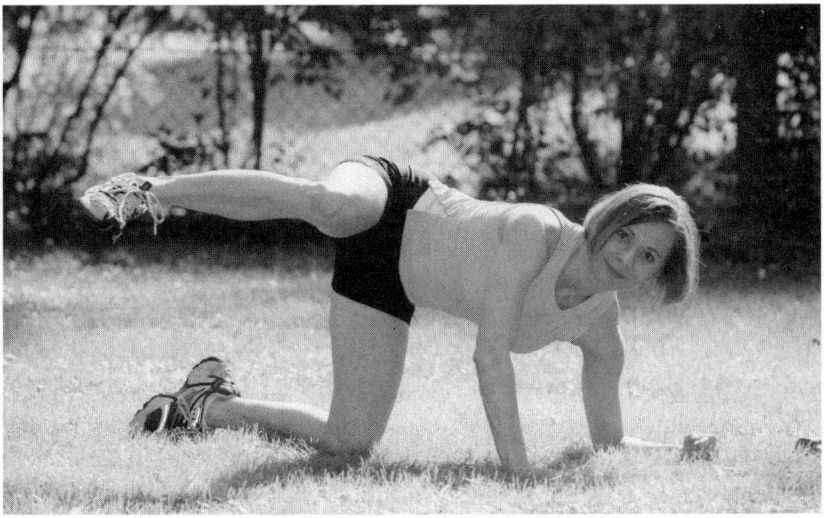

Die Endposition der Po-Kicks

Sie das ausgestreckte Bein ca. 20 Mal langsam ca. 20 Zentimeter auf und ab. Dann absetzten und die Seite wechseln.

2. Po-Kicks im Vierfüßlerstand

Gehen Sie in den Vierfüßlerstand und spannen Bauch- und Beckenbodenmuskulatur an. Achten Sie darauf, dass die Lendenwirbelsäule nicht durchhängt und dass Sie die Halswirbelsäule nicht überstrecken. Ziehen Sie das rechte, angewinkelte Bein seitlich so weit hoch, dass sich das Knie in Beckenhöhe befindet. Vorsicht: Nicht den Fuß hochziehen, sondern ganz bewusst das Knie! Senken Sie das Bein wieder ab und führen Sie zehn bis 15 langsame Wiederholungen durch. Danach alles noch einmal auf der linken Seite.

Bauchmuskelübungen

Wie Sie sicherlich längst bemerkt haben, muss man den Bauchmuskeln ganz besondere Aufmerksamkeit widmen, wenn man einen gesunden und schönen Körper haben möchte. Nach der Schwangerschaft ist das regelmäßige und korrekte Training dieser Muskelgruppe für die Rückbildung und für die Erlangung der ursprünglichen Körperformen unerlässlich. Daher ein Tipp: Versuchen Sie, wie die Beckenbodenübungen, auch einige Bauchübungen in den Alltag zu integrieren. Es reichen täglich drei bis vier Minuten, um die Bauchmuskulatur zu straffen und so die Wirbelsäule zu entlasten. Ganz nebenbei bekommen Sie auch eine schöne und straffe Körpermitte.

Die ersten vier der folgenden sechs Übungen trainieren die geraden Bauchmuskeln, die Sie allerdings erst ab der 16. Woche, also nach dem vierten Monat, durchführen dürfen. Die schräge Bauchmuskulatur haben Sie bereits trainiert. Neben den hier vorgestellten neuen Varianten finden Sie weitere Übungen für die schrägen Bauchmuskeln im Kapitel »Das mittlere Wochenbett« (siehe Seite 74). Bitte integrieren Sie auch diese in Ihr Trainingsprogramm!

Führen Sie alle Bauchübungen besonders langsam durch. Achten Sie besonders auf die Haltung des Schambeines und die Spannung im Beckenboden. Vermeiden Sie, mit Schwung zu arbeiten, und atmen Sie beim Anspannen immer aus, beim Entspannen immer ein.

Zu Beginn müssen Sie die vorgegebenen Wiederholungszahlen nicht schaffen. Wenn Sie das Gefühl haben, der Muskel ist müde, dann beenden Sie die Übung sofort. Steigern Sie die Wiederholungsanzahl nicht zu schnell!

1. Crunch

Legen Sie sich auf den Boden, und stellen Sie die angewinkelten Beine mit der ganzen Fußsohle etwa schulterbreit auf dem Boden ab. Verschränken Sie die Arme hinter dem Kopf, um ihn zu stützen, und richten Sie Ihren Blick nach oben. Spannen Sie Bauch- und Beckenbodenmuskeln an, und drücken Sie das Kreuz fest gegen die Unterlage. Nun heben Sie, während Sie ausatmen, Kopf und Oberkörper so weit hoch, bis sich beide Schulterblätter in der Luft befinden. Am höchsten Punkt überprüfen Sie noch einmal, dass der Bauchnabel

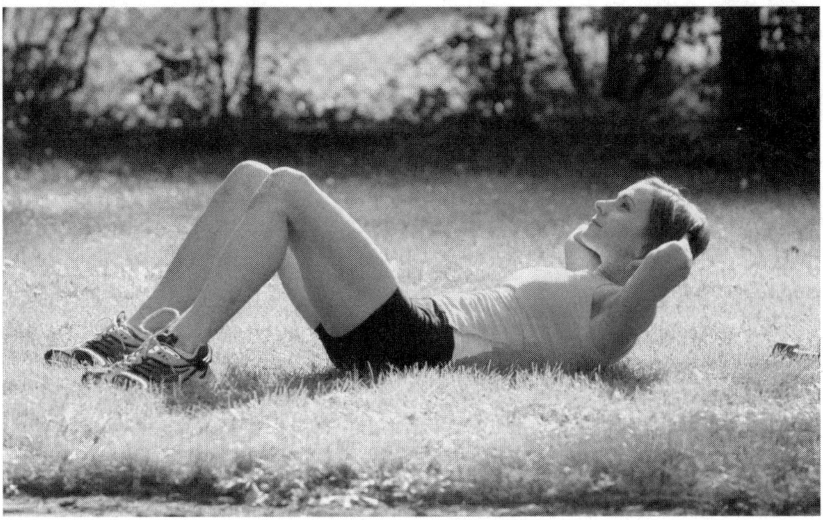

Die Endposition bei den Crunches

fest eingezogen ist. Dann den Kopf und die Schultern langsam absenken, dabei einatmen. Wiederholen Sie die Übung zehn bis 15 Mal.

2. Hip Lift

Legen Sie sich auf den Rücken, und strecken Sie beide Beine in die Luft, die Knie bleiben leicht angewinkelt, die Fersen zeigen nach oben. Strecken Sie die Arme seitlich neben dem Oberkörper aus, die Handflächen nach oben. Nun heben Sie mit Hilfe der unteren Bauchmuskulatur vorsichtig das Becken ein wenig hoch und versuchen es mit Gefühl wieder abzusenken. Vermeiden Sie Schwung und führen Sie zehn Wiederholungen durch.

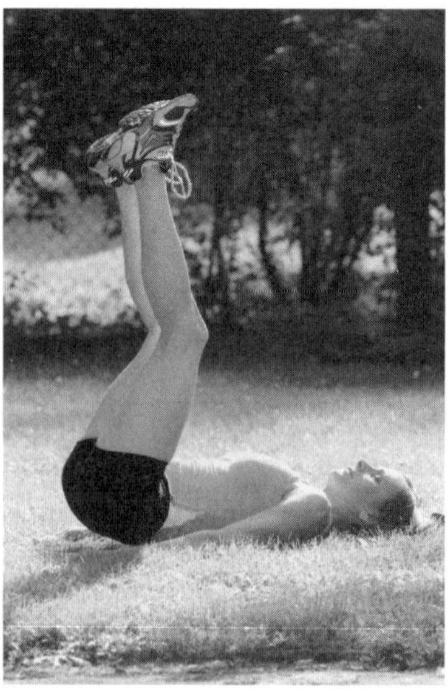

Die Endposition bei den Hip Lifts

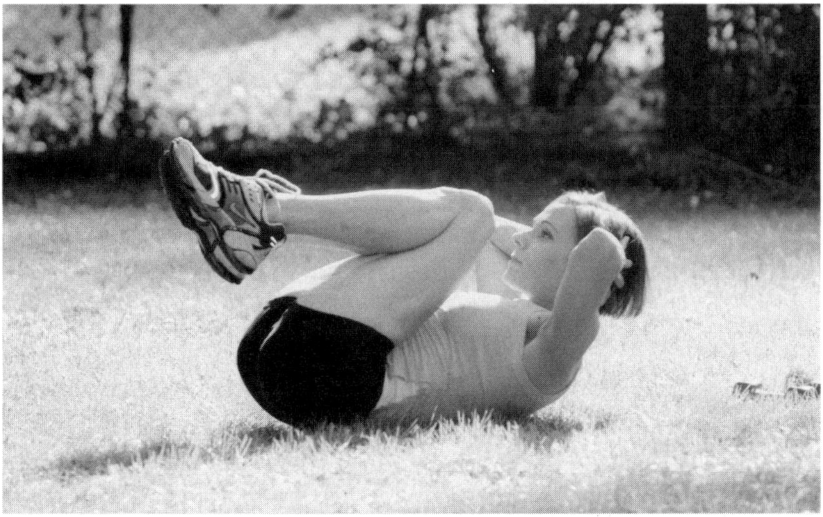

Die Endposition bei den Reverse Curls

3. Reverse Curls

Legen Sie sich in Rückenlage auf den Boden, verschränken Sie die Arme hinter dem Kopf, und ziehen Sie die Beine so zu den Knien, dass sich die Füße in der Luft befinden. Heben Sie nun wie beim Crunch Kopf und Schultern vom Boden hoch, ziehen Sie aber auch gleichzeitig die Knie zur Brust, in dem Sie mit Hilfe der unteren Bauchmuskulatur das Becken hochrollen. In der Endposition sollten Schulterblätter und Becken vom Boden abgehoben sein. Halten Sie diese Spannung eine Sekunde, und lösen Sie diese dann, indem Sie Oberkörper und Becken zugleich kontrolliert wieder senken. Bei dieser Bauchübung neigen viele dazu, sie mit Schwung, jedoch ohne

Hilfe der Bauchmuskeln auszuführen. Achten Sie deshalb besonders darauf, dass Sie keinen Schwung nehmen und die geraden Bauchmuskeln auch wirklich einsetzen. Je langsamer Sie den Übungsablauf durchführen, umso intensiver trainieren Sie.

Führen Sie anfangs ca. fünf Wiederholungen durch und steigern Sie sich im Laufe der Zeit auf zehn bis 15 Wiederholungen.

4. Toe Dips

Legen Sie sich in Rückenlage auf den Boden, spannen Sie wie immer Bauch- und Beckenbodenmuskulatur fest an, und strecken Sie die Beine in die Höhe. Lassen Sie die Knie leicht gebeugt, und drücken Sie die Fersen nach oben. Versuchen Sie nun mit den Fingerspitzen die Zehenspitzen zu berühren, indem Sie Kopf und Oberkörper mit Hilfe der geraden Bauchmuskulatur anheben. Es macht nichts, wenn Sie es nicht schaffen, die Zehen zu berühren. Wichtig ist vielmehr die Spannung der geraden Bauchmuskeln und dass Sie auch hier nicht mit Schwung arbeiten. Falls Sie dabei die Nackenmuskeln zu sehr verspannen, dann lassen Sie die Arme hinter dem Kopf, um diesen zu stützen, und heben dann den Oberkörper. Machen Sie pro Trainingseinheit zehn Wiederholungen.

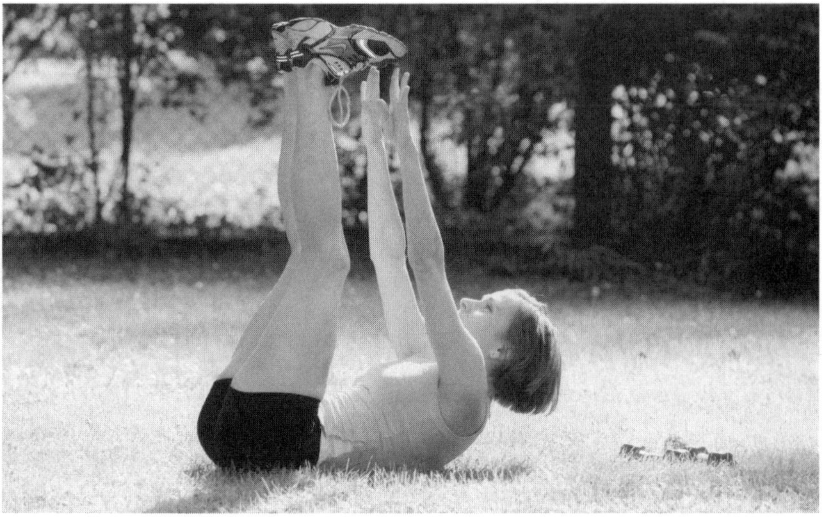

Die Endposition bei den Toe Dips

5. Cross over

Diese Übung ist gut für die Kräftigung der schrägen Bauchmuskulatur. Da die Beine jedoch dabei in der Luft schweben, trainieren Sie zugleich auch den unteren Teil der geraden Bauchmuskeln.

Legen Sie sich auf den Rücken, spannen Sie Bauch und Beckenboden an, und heben Sie die Beine angewinkelt an. Dabei sollten sich die Oberschenkel genau über dem Becken befinden. Verschränken Sie die Füße, und ziehen Sie die Knie etwas auseinander. Danach verschränken Sie die Arme hinter dem Kopf und ziehen die rechte Schulter zum linken Knie. Danach den Oberkörper wieder absenken und die linke Schulter zum rechten Knie hochziehen. Wichtig ist hier, dass

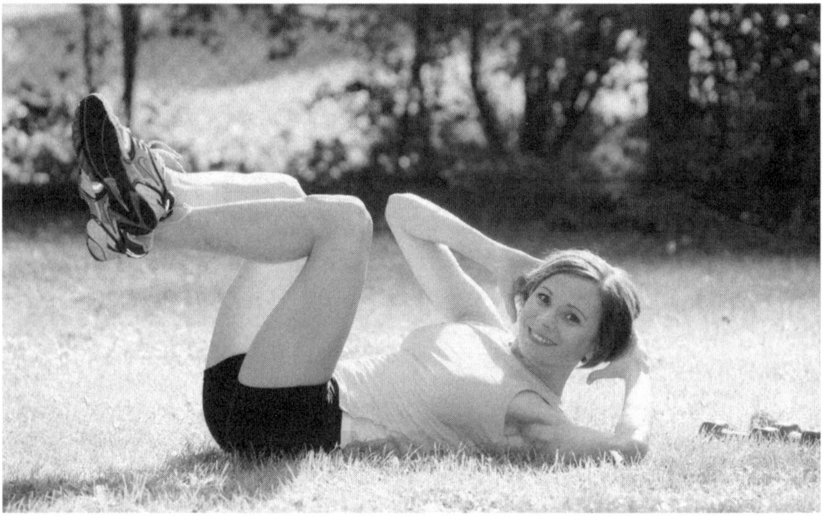

Die Endposition beim Cross over

Sie wirklich die Schulter und nicht den Ellbogen zum Knie führen. Der Ellbogen bleibt immer hinter dem Ohr! Pro Seite machen Sie ca. zehn Wiederholungen.

6. Zickzack

Legen Sie sich auf den Rücken, Bauch und Beckenbodenmuskulatur sind fest angespannt.

Stellen Sie nun beide Beine angewinkelt schulterbreit am Boden ab. Heben Sie dann den Oberkörper etwas hoch, und versuchen Sie erst mit der rechten Hand die linke kleine Zehe zu berühren und anschließend mit der linken Hand die rechte Zehe. Achten Sie darauf, dass Sie keinen Schwung nehmen. Bei der gesamten Übungsabfolge soll der Bauchnabel einge-

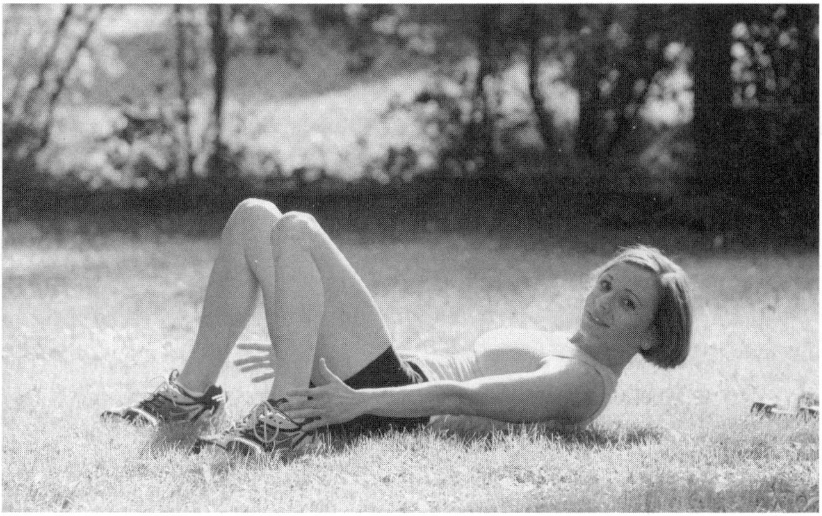

Zickzack: Der Bauchnabel bleibt fest eingezogen

zogen bleiben und die Schulterblätter dürfen nicht mit dem Boden in Berührung kommen. Wiederholen Sie das Ganze pro Seite zehn Mal.

Die dritte Säule: Dehnen

Zu jeder Anstrengung, also zu jeder körperlichen Anspannung, gehört auch eine Phase der Entspannung, damit der Organismus im Gleichgewicht bleibt. Nehmen Sie sich also nach jeder Trainingseinheit im späten Wochenbett unbedingt die wenigen Minuten Zeit, um im Anschluss in Ruhe die Dehnübungen durchführen zu können. Nicht nur, dass Dehnen dem Körper anzeigt, dass das Workout beendet ist, es erfüllt weitere wichtige Funktionen: Dehnen streckt jene Muskelgruppen, welche sich durch die Anstrengung zusammengezogen bzw. verkrampft haben. Das ist außerordentlich wichtig, denn verkrampfte Muskeln können kaum mit sauerstoffreichem Blut versorgt werden.

Weiter wird die durch das Training verkürzte Muskulatur gedehnt, um später Verletzungen vorzubeugen. Und schließlich ist es für die Beweglichkeit, die Körperhaltung und somit die Gesundheit eine Notwendigkeit, die Muskulatur lang und geschmeidig zu erhalten.

Nicht zuletzt eignen sich Dehnübungen bestens dazu, einmal kurz abzuschalten und sich vom Alltagsstress zu erholen.

Tipps

Achten Sie beim Dehnen auf Folgendes:

- Ihr Körper sollte aufgewärmt sein.
- Beim Dehnen unbedingt weiteratmen, nicht die Luft anhalten.
- Beim Dehnen darf die betroffene Muskelgruppe niemals zittern, das wäre zu viel des Guten.
- Halten Sie jede Dehnposition mindestens 30 Sekunden.
- Wippen Sie niemals, während Sie dehnen.

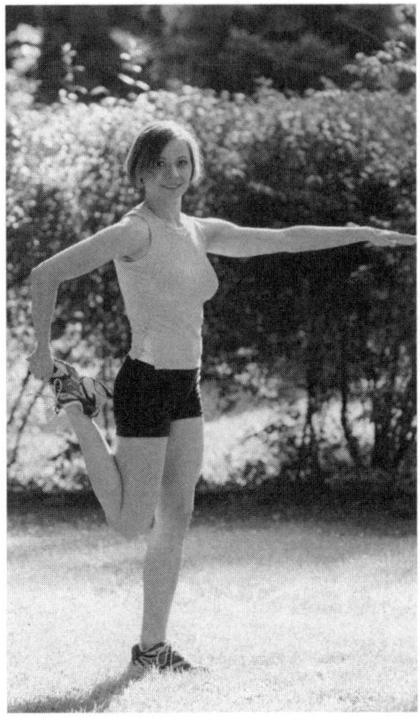

Die richtige Haltung beim Dehnen des vorderen Oberschenkels

1. Dehnung des vorderen Oberschenkels

Stellen Sie sich hin, spannen Sie Bauch und Beckenboden an, und ziehen Sie das Schambein zum Bauchnabel. Dann nehmen Sie mit der rechten Hand den rechten Fuß und bringen ihn zur rechten Pobacke, indem Sie das Knie anwinkeln. Achten Sie darauf, dass die Knie beieinander bleiben und dass Sie nicht ins Hohlkreuz gehen! Mindestens 30 Sekunden halten, danach das Bein wechseln.

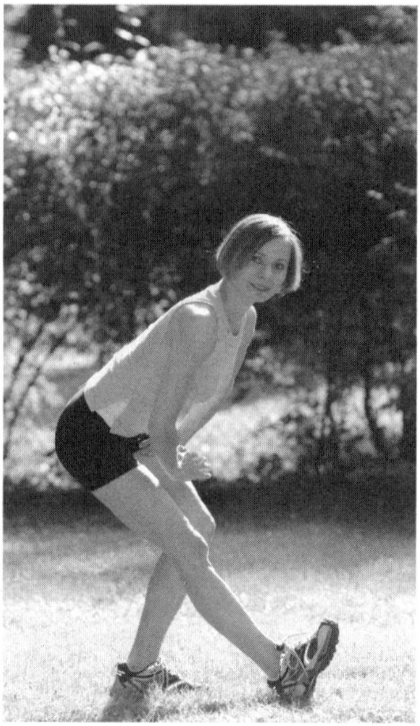

Bei dieser Übung spüren Sie einen leichten Zug im hinteren Oberschenkel

2. Dehnung des hinteren Oberschenkels

Stellen Sie sich hüftbreit hin, die Knie sind leicht gebeugt, die Arme hängen locker herab. Machen Sie einen kleinen Schritt nach vorn, und drücken Sie die Ferse des vorderen Beines in den Boden. Beugen Sie sich nun langsam, mit gestrecktem Rücken, zum Fuß des nach vorne gestellten Beines. Vergessen Sie dabei nicht zu atmen, die Knie leicht gebeugt zu halten und das Gewicht auf den hinteren Fuß zu verlagern.

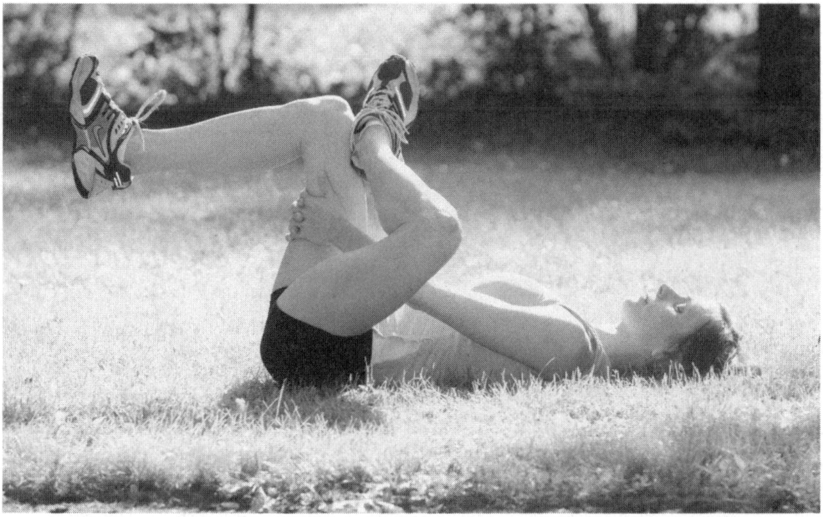

Bei dieser Dehnübung des Gesäßmuskels keinesfalls die Luft anhalten

3. Dehnung des Gesäßmuskels

Legen Sie sich in Rückenlage auf den Boden, und ziehen Sie das rechte Knie zur Brust. Danach legen Sie die linke Ferse auf den rechten Oberschenkel, und ziehen diesen zu sich heran, bis Sie die Dehnung in der linken Pobacke spüren. 20 Sekunden halten, dann die Seite wechseln.

Diese Dehnübung sollten Sie nach jeder Übung, die Ihre Gesäßmuskulatur trainiert, durchführen, denn nur so bleibt diese Körperpartie geschmeidig und elastisch, was sich auf die äußere Form und natürlich auch auf die Körperhaltung positiv auswirkt.

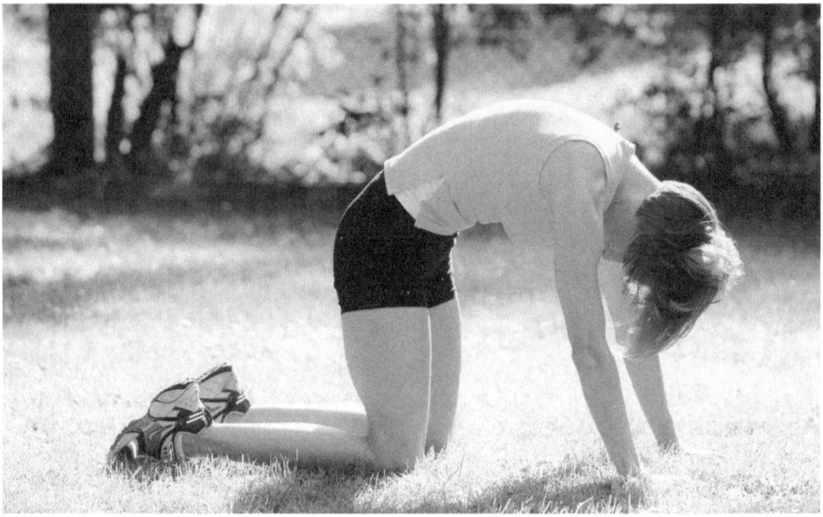

Ein Katzenbuckel zur Rückendehnung

4. Rückendehnung

Gehen Sie in den Vierfüßlerstand, und ziehen Sie das Schambein Richtung Bauchnabel. Machen Sie zugleich einen Katzenbuckel und ziehen das Kinn zum Brustbein. In der Endposition sollten Ihre Schulterblätter weit auseinander gezogen sein und Sie im ganzen Rücken ein angenehmes Ziehen spüren.

5. Brustdehnung

Begeben Sie sich in den Türkensitz, und richten Sie Ihren Oberkörper gerade auf, indem Sie sich auf Ihre Sitzbeinhöcker setzen. Strecken Sie Ihre Arme seitlich aus, und ziehen Sie sie dann etwas höher, so dass sie ein »V« bilden. Dann drehen Sie Ihre Handflächen nach oben und spreizen die Fin-

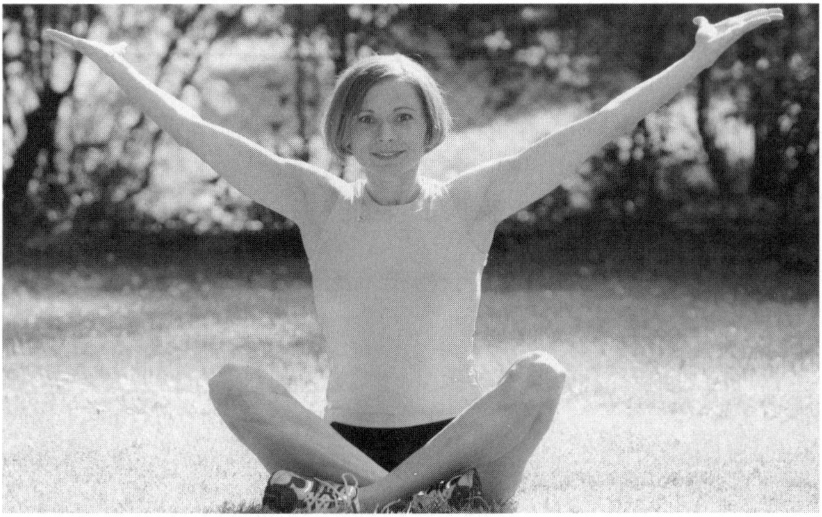

Sitzübung zur Dehnung der Brust

ger, wobei der Daumen nach hinten zeigen sollte. Als Nächstes versuchen Sie Ihre Schulterblätter fest zusammenzuziehen, als ob Sie mit ihnen einen Bleistift festhalten wollten. In der Schlussposition ist der Brustkorb geöffnet und Sie spüren deutlich die Dehnung im Brustbereich.

Die vierte Säule: Beckenbodentraining

Ich bin mir sicher, dass Sie, wenn Sie bei diesem Kapitel angelangt sind, Ihr Beckenbodentraining bereits in Ihren Alltag integriert haben. Das heißt, es kostet Sie keine extra Zeit, da Sie die dafür notwendigen Übungen während Ihrer diversen

Alltagstätigkeiten durchführen. Falls nicht, dann ist es nun höchste Zeit dafür! Schließlich soll auch Ihr Beckenboden voll funktionstüchtig werden bzw. es auch bleiben! Die dafür nötigen Übungen habe ich bereits in den Kapiteln »Frühwochenbett« (siehe Seite 48) und »Das mittlere Wochenbett« (siehe Seite 60) vorgestellt.

Die optimale Ernährung für sportliche Mütter

Die meisten Frauen haben nach der Geburt einige Kilos mehr als vor der Schwangerschaft und sind sehr unglücklich darüber. Die wenigsten geben sich damit zufrieden zu wissen, dass die Natur ganz genau gewusst hat, warum sie es so eingerichtet hat: Das überschüssige Fett dient nämlich dazu, dem Neugeborenen das Überleben zu sichern. Leider Gottes speichert der weibliche Organismus diese Reserven vorwiegend an Bauch und Oberschenkeln. Das in der Schwangerschaft »gehamsterte« Fettgewebe wird als Energiequelle zum Stillen verwendet, und Monat für Monat verschwindet ein Teil davon, ohne dass die jungen Mütter Diät halten müssen. Tatsächlich geht man in den ersten vier Monaten von einem Mehrbedarf von ca. 650 Kalorien bei stillenden Müttern aus. Danach senkt sich dieser auf ca. 550 Kalorien Mehrbedarf. Frauen, die zufüttern, brauchen so um die 300 Kalorien mehr pro Tag. Wenn Sie sich während der Stillzeit ausgewogen ernähren und Ihre Energiebilanz im Lot ist, nehmen Sie während der Stillzeit 0,5 bis 1 Kilogramm pro Monat ab. Mehr sollten Sie keinesfalls abnehmen, denn in den Fettpölsterchen befinden sich Schadstoffe, die beim Abbau in die Muttermilch gelangen und das Baby gefährden können. Und das ist auch einer der Gründe, warum stillende Mütter niemals eine Diät machen sollten!

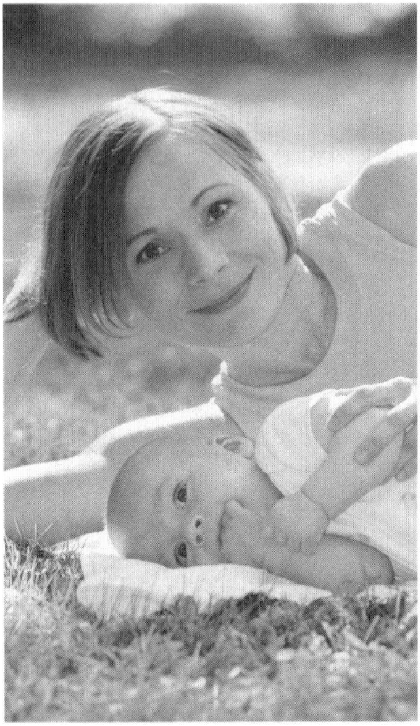

Mama und Kind, ein glückliches Paar

Nur keine Diät

Heike S. versuchte, obwohl sie ihr Baby voll stillte, mit einer strikten Fastenkur ihre zehn überschüssigen Kilos auf die Schnelle los zu werden. Sie wollte sich endlich wieder attraktiv und schlank fühlen und in ihre alte Lieblingsjeans passen. Das Ergebnis war lediglich, dass sie an ihrem eigenen Körper Raubbau betrieb: Wenn in der mütterlichen Ernährung nicht genug Nährstoffe vorhanden sind, werden die Vorräte im Körper der Mutter angegriffen. Diese Nährstoffdefizite äußern sich zum Beispiel in einer verminderten Belastbarkeit, verstärkter Müdigkeit und einem geschwächten Immunsystem. Das hatte bei Heike schlimme Folgen: Sie bekam eine starke Verkühlung, worauf sich ihre Milchmenge reduzierte und sie mit Zufüttern beginnen musste. Nach einer Woche blieb ihr nichts anderes übrig, als bei der Ernährung ihres Kindes ganz auf Flaschennahrung umzustellen. Erst im Nachhinein wurde ihr klar, dass sie durch ihre Diät dem Baby und sich nichts Gutes getan hatte.

Häufige, kleine Mahlzeiten

Daher ist die beste Essensregel für Mütter, die ihren kleinen Liebling stillen: Regelmäßig, also ungefähr alle drei Stunden, kleinere Mahlzeiten zu sich nehmen. Bringen Sie Abwechslung in Ihre Nahrung mit viel Obst, Gemüse, das nicht bläht, Fleisch, Vollkorn- und Milchprodukten. Nur so gewährleisten Sie, dass bei der Milchbildung nicht von Ihren Reserven gezehrt wird.

Diese kleineren Mahlzeiten sind ideal, denn so wird der berüchtigte Heißhunger auf Süßes und Fettes vermieden.

Kaufen Sie am besten gar keine Süßigkeiten ein und dünsten bzw. braten Sie Fleisch und Gemüse in ein wenig Olivenöl anstatt frittierte Speisen zuzubereiten.

Ausreichend Flüssigkeit

Um sicherzugehen, dass der Stoffwechsel auf vollen Touren arbeitet, ist es natürlich notwendig, ausreichend Flüssigkeit zu sich zu nehmen. Jedoch nicht nur wegen des Stoffwechsels ist die Flüssigkeitszufuhr immens wichtig: Genügend Muttermilch wird nur dann produziert, wenn die Mutter täglich zwei bis drei Liter trinkt. Aber es ist keineswegs egal, was Sie trinken! Vorsicht geboten ist zum Beispiel bei diversen Fruchtsäften, denn diese enthalten oft genauso viele Kalorien wie Cola und Co. Am besten eignen sich ungesüßter Kräuter- oder Früchtetee, stilles Mineralwasser oder stark verdünnte Fruchtsäfte. Ich habe es mir zur Gewohnheit gemacht, während des Stillens immer eine Tasse ungesüßten Kräutertee oder Still-Tee (gibt es in allen Drogeriemärkten und soll angeblich die Milchproduktion anregen) zu trinken. Wenn ich mit meinem Söhnchen unterwegs bin, habe ich immer eine große Flasche Mineralwasser dabei, denn wenn man Stress hat, vergisst man leicht, genug zu trinken.

Auf ausreichend Vitamine und Mineralstoffe achten

Stillende Frauen haben gegenüber Frauen, die kein Kind bekommen haben, einen höheren Bedarf an bestimmten Vitaminen und Mineralstoffen. Dies ist vor allem bei Vitamin A, verschiedenen B-Vitaminen (u. a. Folsäure) und bei Vitamin E der Fall. Bei den Mineralstoffen sollte eine stillende Mutter ganz besonders auf eine ausreichende Versorgung mit Mag-

Vitamin	Funktion	Nahrungsmittel mit hohem Gehalt
Vitamin A	Beteiligung am Sehvorgang	Eier, Milch, Butter, Käse
Vitamin D	Beteiligung an Knochen- und Zahnbildung	Milch, Eigelb, fette Fische
Vitamin E	Bestandteil der Zellmembranen	Vollkornprodukte, pflanzliche Öle, Eier
Vitamin B1	Mitwirkung im Kohlenhydratstoff-wechsel	Vollkornprodukte, Kartoffeln, Schweine-fleisch
Vitamin B2	Mitwirkung im Eiweiß- und Fett-stoffwechsel	Milchprodukte, Kartoffeln, Fleisch, Eier
Vitamin B6	Mitwirkung im Eiweiß- und Fett-stoffwechsel	Vollkornprodukte, Kartoffeln, Milch, Fleisch
Vitamin B12	Blutbildung, Aufbau der Zellkerne	Fleisch, Eier, Milch, Käse
Folsäure	Blutbildung	Blattgemüse, Vollkorn-produkte
Niacin	Beteiligung am Ei-weiß-, Fett- und Koh-lehydratstoffwechsel	Fleisch, Vollkorn-produkte, Kartoffeln
Pantothensäure	Bestandteil von Enzymen	Fleisch, Milch, Eigelb
Biotin	Bestandteil von Enzymen, wichtig für Haut, Haare und Nägel	Milch, Vollkorn-produkte, Eier

nesium, Jod und Zink achten. Dieser Mehrbedarf lässt sich, mit Ausnahme von Jod und Folsäure, durch eine ausgewogene Ernährung decken. Nehmen Sie daher zusätzlich ein Jod-Folsäure-Präparat, solange Sie stillen.

Die Tabelle auf Seite 143 zeigt Ihnen, welche Vitamine welche Aufgaben im Körper erfüllen und in welchen Nahrungsmitteln sie enthalten sind.

Kleine Sünden sind erlaubt

Doch auch ich bin nicht davor gefeit, hin und wieder große Lust auf ein Stückchen Schokoladentorte oder auf eine Tafel Schokolade zu bekommen. Aber auch in so einem Fall habe ich Mittel und Wege gefunden, nicht gleich über die Stränge zu schlagen und trotzdem genießen zu können.

Erst einmal habe ich mich selbst beobachtet, um herauszufinden, in welchen Situationen mich dieser Heißhunger auf süße Nahrungsmittel überkommt. Nach einigen Tagen war es mir klar: Immer dann, wenn ich besonders viel Stress hatte oder/und wenn ich total übermüdet war, kamen diese ungesunden Gelüste. Meist auch deshalb, weil ich im Stress einfach vergessen habe regelmäßig zu essen und ausgehungert war.

Was war zu tun? Nun, immer wenn ich in eine solche Situation kam, aß ich erst eine nahrhafte Mahlzeit, wie zum Beispiel einen großen Teller Gemüsesuppe mit Vollkornbrot oder Hühnchen mit Reis und Salat. Danach erlaubte ich mir ein kleines Stückchen Schokolade oder etwas anderes Süßes, worauf ich eben gerade Lust hatte. Diese kleine Menge reichte mir völlig aus, um meinen Heißhunger zu stillen.

Also, bevor Sie Ihren Gelüsten nachgeben, bitte immer erst etwas Gesundes essen und ausreichend trinken. Nicht selten ist Hunger in Wirklichkeit Durst, den wir als Hunger interpretieren.

Die Energiebilanz muss stimmen

Wenn Sie stillen und das in diesem Buch beschriebene Trainingsprogramm durchführen, können Sie sich sogar einige kleine Sünden leisten, ohne dass Sie gleich Speck ansetzen. Angenommen, Sie gehen zwei Mal in der Woche 40 Minuten walken und machen zwei Mal das Mutter&Baby-Workout. Mit dem Walking verbrennen Sie ungefähr 600 Kalorien und mit dem Turnen ca. 300 Kalorien pro Woche. Das sind insgesamt 900 Kalorien, die Sie extra verbraucht haben! Der weibliche Körper verbraucht im Schnitt 2000 Kalorien täglich, rechnen Sie 500 Kalorien für das Stillen dazu, dann macht das zusammen 2500 Kalorien, die Sie jedenfalls essen können, ohne an

Tipp

Während der ersten Stunde nach einem Workout verbrennt der Körper am meisten Kalorien, da der Stoffwechsel auf vollen Touren läuft. Gönnen Sie sich deshalb süße Sünden am besten gleich danach.

Gewicht zuzunehmen. Gönnen Sie sich, wenn Sie sich regelmäßig körperlich betätigen, ruhig hin und wieder etwas, auf das Sie Appetit haben, auch wenn es nicht zu den »Schlankmachern« gehört. Summa summarum sollen Sie jedoch nicht mehr Kalorien zu sich nehmen, als der Körper tatsächlich pro Tag benötigt.

Wie viel müsste ich nach dem Abstillen abnehmen?

Das persönliche Idealgewicht ist eine sehr individuelle Sache. Der Body Mass Index zeigt Ihnen, in welchem Bereich Sie sich gewichtsmäßig bewegen.

Berechnung des BMI (Body Mass Index):

Sie können Ihren persönlichen BMI auf folgende Weise berechnen: Ihr Körpergewicht in Kilogramm durch Ihre Körpergröße in Metern zum Quadrat. Das bedeutet: kg : m^2

Kommt bei Ihnen eine Zahl zwischen 20 und 25 heraus, dann haben Sie vom medizinisch-gesundheitlichen Standpunkt aus gesehen Idealgewicht. Ein geringerer Wert als 20 bedeutet Untergewicht. Sie sollten darauf achten, dass Sie durch Training nicht noch mehr Gewicht verlieren. Wer mit

Beispiel:

Berechnung bei Luise, sie ist 1,70 Meter groß und wiegt 65 Kilogramm.

65 : 1,7 x 1,7 = 22,49

seinem BMI zwischen 26 und 30 liegt, hat, medizinisch gesehen, leichtes Übergewicht, das allerdings nicht gesundheitsgefährdend ist. Ab einem Wert über 30 haben Sie Übergewicht. Sie sollten unbedingt Ihre Ernährung umstellen und mit gezieltem Training beginnen.

Wie bereits oben erwähnt, sind sich Ärzte und Ernährungswissenschaftler heute einig, dass es das so genannte »Idealgewicht« nicht gibt. Jeder Mensch ist anders gebaut, für jeden Einzelnen gelten andere Regeln und Richtlinien. Monika ist trotz ihres starken Knochenbaus mit 1,60 Meter und 64 Kilogramm schlank und rank, da ihr Körperfettanteil im Normalbereich, also bei ca. 22 Prozent, liegt. Die Definition »Idealgewicht« würde auf sie bei ihrer Größe und ihrem Gewicht nicht zutreffen.

Da nach einer Schwangerschaft der Körper Fett für die Ernährung des Säuglings gespeichert hat, sollten Sie den BMI und den Körperfettanteil erst messen, nachdem Sie abgestillt haben.

Halten Sie sich nach dem Abstillen auch an die einfache Formel »viele kleinere ausgewogene Mahlzeiten«, dann kann beim Abnehmen fast nichts mehr schiefgehen.

Tageskostbeispiel

Damit Sie sich vorstellen können, was man an einem Tag, an dem man viele kleinere Mahlzeiten isst, zu sich nimmt, schreibe ich Ihnen gerne auf, was ich an einem Tag beispielsweise zu mir nehme.

6.30 Ein Milchkaffee, ein Vollkornbrot mit ein wenig Butter und Käse oder Schinken. Dazu ein Stück Obst.
9.30 Joghurt mit frischen Früchten, Tee mit Honig, ein Stück Vollkornbrot.
12.00 Rindsuppe mit Einlage, danach Hühnerbrustfilet mit Gemüse.
15.00 Obst oder einige Vollkornkekse, ein Milchkaffee.
18.00 Omelett aus zwei Eiern, mit Schinken und Pilzen oder Gemüse, dazu Vollkorngebäck.
21.00 Oft ein winziges Stückchen Schokolade oder eine heiße Schokolade.

Worauf Sie bei der Zubereitung der Mahlzeiten achten sollten

Der richtige Umgang mit Fetten ist besonders wichtig. Das bedeutet nicht, dass Sie, wie es in vielen Diäten angepriesen wird, sich »fettfrei« ernähren sollten. Unser Organismus benötigt Fett, um die fettlöslichen Vitamine A, D, E und K verwerten zu können. Außerdem stecken die pflanzlichen Öle voller wertvoller Inhaltsstoffe, die sowohl für Sie als auch für Ihr Baby wichtig sind.

Tatsächlich spiegelt sich die Fettsäurenzusammenstellung der mütterlichen Ernährung in der Fettzusammensetzung der Muttermilch wider.

Verwenden Sie zur Zubereitung von Speisen pflanzliche Öle, die meist ungesättigte Fettsäuren enthalten.

Wenn Sie Gemüse zubereiten, sollte dieses entweder wirklich frisch sein oder aus der Tiefkühltruhe kommen, damit es noch ausreichend Vitamine enthält. Ich bevorzuge Biogemüse, das ich jede Woche frisch auf dem Wochenmarkt einkaufe. Dünsten bzw. kochen Sie es nur kurz, oder braten Sie Gemüse in wenig Olivenöl. Wenn man Gemüse zu lange kocht, gehen alle Vitamine verloren.

Greifen Sie unbedingt zu Vollkornprodukten. Diese enthalten viele wichtige Vitamine, Vitalstoffe und weiter Ballaststoffe, die die Verdauung anregen. Außerdem bestehen Vollkornprodukte aus langkettigen Kohlehydraten, die nur langsam ins Blut gelangen und daher den Blutzuckerspiegel nur langsam ansteigen lassen. Das ist ganz wichtig, denn: Wenn der Blutzucker sehr rasch in die Höhe schnellt, und das ist dann der Fall, wenn Sie Zucker, Weißmehlprodukte oder weißen Reis essen, dann fällt er ebenso schnell wieder ab. Die Folge ist Heißhunger auf noch mehr Süßes! Und diesen Teufelskreis heißt es mit vernünftiger Ernährung zu durchbrechen.

Achten Sie darauf, dass das Obst, das Sie verzehren, immer ungespritzt ist. Meiden Sie, solange Sie stillen, Zitrusfrüchte, weil sie beim Baby oft einen wunden Po verursachen.

Wenn Sie nicht stillen

Wenn Sie Ihr Baby nicht stillen können oder wollen, haben Sie natürlich die Möglichkeit, mit Hilfe einer Diät den überschüssigen Kilos zu Leibe zu rücken. Wählen Sie eine ausgewogene Diät, am besten mit ca. 1800 Kalorien täglich, denn im stressigen Alltag mit Baby verbrauchen Sie viel Energie.

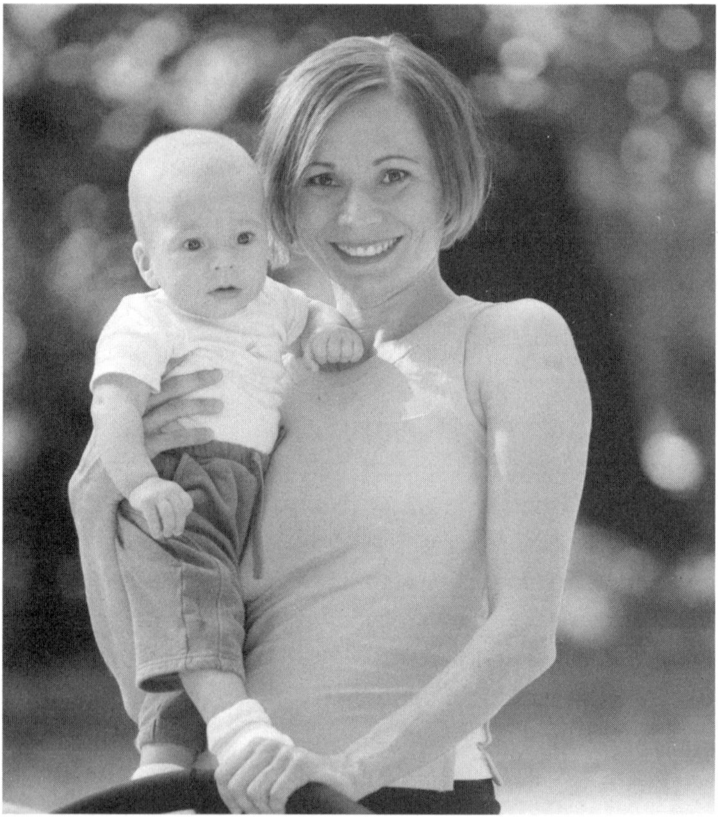

Um Nerven zu bewahren und um nicht krank zu werden, benötigen Sie ausreichend Vitamine und Mineralstoffe, die Sie bei einer geringeren Zufuhr an Kalorien kaum zuführen könnten. Eine Methode bewährt sich immer wieder: Essen Sie am Familientisch von allem mit, nehmen Sie jedoch immer nur zwei Drittel Ihrer üblichen Portion.

Die wichtigsten Fragen und Antworten

F: Ich habe vor ca. vier Wochen mit einem Kaiserschnitt entbunden. Darf ich gleich mit der Wochenbettgymnastik beginnen?
A: Nein, auf gar keinen Fall! Das grüne Licht gibt in jedem Fall Ihr betreuender Gynäkologe. Bis die Narbe gut verheilt ist, dauert es im Schnitt sechs Wochen, die Dauer der Wundheilung ist aber sehr individuell.

F: Ab wann darf ich mit einem Kaiserschnitt mit Bauchmuskelübungen beginnen?
A: Erst wenn die Narbe vollständig verheilt ist, was im Normalfall nach ca. sechs Wochen der Fall ist. Ganz wichtig ist es, zuerst die schräge Bauchmuskulatur zu trainieren. Grünes Licht muss allerdings unbedingt der Arzt geben!

F: Ich habe vor acht Wochen entbunden und auch von Beginn an einige Male in der Woche Rückbildungsgymnastik gemacht, um meinen Bauch wieder in Form zu bringen. Leider ist er immer noch sehr schlapp und die Haut hängt ziemlich. Wie lange dauert es, bis mein Bauch wieder so wie vor der Schwangerschaft aussieht?
A: Das hängt von mehreren, sehr individuellen Faktoren, wie

zum Beispiel der Größe des Bauches während der Schwangerschaft, der Festigkeit des Bindegewebes, der Gewichtszunahme in der Schwangerschaft etc. ab.
Seien Sie geduldig, der Bauch ist schließlich auch nicht über Nacht gewachsen! Unterstützen Sie den Rückbildungsprozess mit kalt-warmen Wechselduschen, Zupfmassagen mit hochwertigem Körperöl, gesunder Ernährung und regelmäßiger Gymnastik. Die goldene Regel lautet jedoch: Der weibliche Körper benötigt für die Regeneration nach einer Schwangerschaft neun Monate – ebenso lange wie die anderen Umstände selbst dauern.

F: Ich stille seit fünf Monaten, habe aber das Gefühl, dass die Milch weniger wird, wenn ich Ausdauertraining mache. Was kann ich tun?
A: Wahrscheinlich trinken Sie zu wenig! Stillende Frauen sollten täglich mindestens zwei bis drei Liter Flüssigkeit zu sich nehmen. Wenn Sie durch sportliche Betätigung stark schwitzen, müssen Sie diesen Verlust unbedingt ausgleichen.

F: Wenn ich mich auf den Rücken lege, kann ich im Bereich des Bauchnabels einen drei Finger großen Spalt ertasten. Welche Art von Übungen soll ich machen, damit der Spalt verschwindet?
A: Machen Sie ausschließlich Übungen für die schräge Bauchmuskulatur. Wenn Sie auch die geraden Bauchmuskeln trainieren, vergrößert sich der Spalt zwischen Ihren Bauchmuskeln nur.

F: Ich habe vor einer Woche mein Wunschkind zu Welt gebracht. Vor der Geburt habe ich mir fest vorgenommen, sofort mit Gymnastik zu beginnen, damit ich schnell zu meiner Idealfigur, die ich vor der Schwangerschaft hatte, zurückkehre. Doch ich fühle mich nur ausgelaugt und kraftlos. Obwohl mir meine Mutter und mein Mann mit dem Baby helfen, kann ich mich nicht aufraffen, auch nur eine Übung zu machen.

A: Die Geburt ist ein immens großer Eingriff in den weiblichen Organismus, der plötzliche Hormonabfall belastet den Körper zusätzlich sehr. Daher: Lassen Sie sich und Ihrem Körper, der Großartiges geleistet hat, Zeit, sich ein wenig von den Strapazen zu erholen und sich an die völlig neue Situation anzupassen. Nützen Sie die Hilfe Ihrer Lieben, und lassen Sie sich verwöhnen, damit Sie schnell zu Kräften kommen. Die Lust auf Bewegung stellt sich, wenn der Körper und die Seele bereit sind, von selbst wieder ein.

F: Gestern habe ich mit dem Kinderwagen zum ersten Mal eine kurze Spazierfahrt gemacht. Ich versuchte recht flott zu gehen, doch schon nach kürzester Zeit bekam ich Herzrasen.

A: Der Puls ist in den ersten vier Wochen nach der Geburt um ca. 25 Prozent erhöht, was zur Folge hat, dass er automatisch bei jeder kleinen Anstrengung in die Höhe schnellt. Lassen Sie sich Zeit, und gehen Sie es langsam und gemütlich an.

F: Ich bin während der gesamten Schwangerschaft täglich schwimmen gegangen. Wann darf ich nach der Entbindung wieder ins Wasser?

A: Solange der Wochenfluss anhält, sollten Sie keinerlei Bäder nehmen, da es sonst zu einer Infektion kommen könnte. Warten Sie, bevor Sie Ihr Schwimmtraining wieder aufnehmen, die erste Nachuntersuchung ab, die etwa sechs Wochen nach der Geburt stattfindet.

F: Ich hatte vor acht Wochen einen Kaiserschnitt, der bereits gut verheilt ist. Wann darf ich wieder all jene Sportarten ausüben, die ich vor meiner Schwangerschaft so leidenschaftlich betrieben habe (Basketball und Karate)?
A: So intensives körperliches Training sollten Sie keinesfalls vor Ende der zwölften Woche aufnehmen. Sprechen Sie auf jeden Fall vor dem ersten Training mit Ihrem Gynäkologen!

Danksagung

Herzlich bedanken möchte ich mich bei Herrn Prof. Leo Mazakarini, der es mir wieder ermöglichte, eine meiner Buchideen zu verwirklichen.

Weiter danke ich meiner lieben Lektorin, Frau Barbara Köszegi, die viel Geduld mit mir zeigte und immer Verständnis für die Probleme frisch gebackener Mütter aufbrachte.

Ich danke Tom Philipp, einem guten Freund und ausgezeichneten Gynäkologen, der mir beim Schreiben (und bei der Geburt von Davie) fachlich immer zur Seite stand.

Großer Dank geht ebenfalls an Thomas Ramstorfer und seine Freundin Dani, die bei den Shootings besonders kinderfreundlich und geduldig waren.

Zu guter Letzt bedanke ich mich bei Karin Bogner, einer sensationellen Visagistin; sie schaffte es tatsächlich, die Spätfolgen (Ringe unter den Augen, fahle Haut, struppige Haare u. v. m.) unzähliger schlafloser Nächte zum Verschwinden zu bringen.

Register